你的心，14歲就能開始懂

憂鬱、社恐、
飲食障礙、強迫症等
11種難以言說的心事，

精神科名醫
為你撫平傷痛

14歳からの精神医学
心の病気ってなんだろう（新版）

みやた ゆうご
宮田雄吾 著　鄭寬量 譯

推薦序——

晦澀的青少年心理健康議題，整本書卻讀來療癒、真摯、專業。

文——謝依婷（兒少精神科醫師，著有《我們的孩子在呼救》）

常常在診間聽到家長說：不知道怎麼跟家裡的青少年溝通，特別是當青少年受心理疾病所苦、或是有各種神經發展特質時。

也正因為這樣，當我開始讀這本《你的心，14歲就能開始懂》時，感到格外驚喜。

14歲在台灣，正是國三前後的關鍵年紀，這個時期的青少年壓力山大，卻又同時一邊尋求著自我認同、一邊長大。本書作者以這個年紀的青少年作為主角，讓讀者在閱讀一個接一個的故事同時，逐步進入14歲青少年豐富的內心，體會當一個青少年被心理疾病影響時，生活和情緒會有著甚麼樣巨大的改變。

或許是日系書籍的關係，作者宮田雄吾醫師的筆觸，有種特有的溫和而堅定感，彷彿在看色調溫柔的日劇，讀來非常舒服溫暖。

我特別喜歡書中蒼空和匠海的故事，蒼空有著注意力不足過動症，匠海則是自閉症類群障礙特質的孩子，不知作者是否有心安排，他倆在書中如青梅竹馬般相伴長大，甚至到國中時也一起發現並面對自己的特質。我不禁想著，在診間那些孩子們，身邊的朋友往往寥寥可數，許多煩惱只能向大人傾訴，如果他們都能有如書中所述相知相伴的同齡摯友，該有多好。

而這也讓讀者瞥見身為兒心科醫師的宮田作者內心溫柔的一角，即便在書裡，作者也寄予希望：有的孩子有懂自己的摯友相伴成長，有的孩子即便遭遇低谷，也終能找回身邊的溫暖和人生的意義。晦澀的青少年心理健康議題，整本書卻讀來療癒、真摯、專業。

本書適合家長閱讀，特別是當您有著受心理疾病、神經發展特質甚至問題行為如遊戲成癮所苦的孩子，本書可以幫助您對孩子的狀態有著進一步的認識。

本書也適合青少年，可以幫助你了解怎麼陪伴身邊正在受苦的朋友，本書中提到很多方法，是只有身為青少年的你才能做到的，請務必試看看。

最後，不管你是青少年或已成年，如果你正受心理疾病所苦，相信本書中的專業知識、療癒筆觸，都可以讓你對自身的狀態更了解，也會更知道如何和疾病或特質共處。你也可以把這本書推薦給身邊的人，讓他們更了解你、知道如何陪伴你，走過這段青春時光。

序言——了解心理疾病

大樹的初戀以悲傷終了

「什麼？自殺……死了！」拿著電話的大樹一時說不出話，聽到這消息他面無血色。

「為什麼……」

她開朗的模樣浮現於大樹的腦海……

大樹與她相識，是在小學六年級時。第一個向才剛轉學過去而相當緊張不安的大樹搭話的，就是座位在他前面的她。

「大樹，你是從哪裡轉學過來的呢？」

一雙眼睛充滿好奇，她的身高比大樹高了十公分，是看起來很耀眼的女孩子。大樹不禁低下頭。

「我想你不習慣這裡吧，但如果有不知道的事可以問我喔！」說完這句話，不等大樹回答她就轉過身面向前方。那瞬間，她髮絲香氣撲鼻而來。

笑容總是燦爛的她，朋友相當多且不分男孩或女孩。多虧了這樣的她，怯懦的大樹才能很快融入班級裡。

而他們在國中時也仍上同一間學校。

「又同班了欸！」

身穿全新制服的她似乎有點害羞。見到她這個模樣，大樹也不知怎的怦然心動。這肯定是初戀吧。之後大樹每當跟她講話都結結巴巴，這副模樣雖然被其他女孩揶揄，但大樹始終沒能將自己的心意向她表露。

這樣令人感到不耐的日子很快地終告結束。國中一年級要結束時，她家便決定舉家搬去隔壁縣市。

第三學期的結業式，她在班上留到最後，跟其他女同學聊著天。而大樹也留了下來，想跟她講點什麼，卻不知道說什麼才好。她們繼續聊著天，打算放棄要回家的大樹，背後突然傳來一個聲音。

「大樹！」

是她。她站得離大樹好近。大樹也看到她身後的其他女孩子正在笑著。

「我就要轉學了。一直以來謝謝你。」她說。

「下次我們見面時，大樹就會長得比我高了吧！可別把我忘掉嘍！」

然而，就像他們初次見面那樣，不等大樹回應，她就轉身離去，回到那群女孩子堆裡。大樹同樣什麼也沒能說出口……

半年後的某一天，大樹接到了一通電話，是前任班導打來的。電話那頭告知大樹這則消息的聲音，聽來也相當悲痛。

「她過世了。」

前任班導確確實實是這麼講的。

（為什麼？為什麼會這樣？妳這傢伙明明很活潑的……）

大樹茫然地掛上電話。不敢相信這個事實。

葬禮時，在前班導的帶領下，能去的人都去了。大樹當然也去了。雖然不知道細節，但根據她母親向班導說的，她搬家後精神就不穩。夜不成眠，飯也吃不下，精神越漸萎靡。去看小兒科時被懷疑是心理生病，醫生建議去精神科看看，但她也提不起勁，拖拖拉拉之間就惡化了。終於預約了精神科，卻已經來不及。

（那麼開朗的她，居然「心理會生病」……）

大樹怎麼樣都難以接受這項事實，也很難相信她竟會得到「罕見疾病」，更不覺得她是那麼「心理脆弱」的人。

了解心理疾病

朋友自殺是一件令人感到十分悲傷且心理上受到衝擊的事，但也絕不罕見。日本每年有超過五百名未成年者自殺。然而，自殺的背後原因其中一項占了相當大的比例，便是「心理疾病」。

大樹並不了解什麼是「心理疾病」。而她其實並不是罹患了「罕見疾病」。

在日本，罹患過某些心理疾病的人有17．2％（引自「心理健康的流行病學調查相關研究」）。事實上每五點八人就有一人有過心理疾病。而且以這份數據為基礎，並修正性別及年齡的偏頗，生涯有病率（一輩子會罹上一次病的人之比例）是24．2％。因此，任誰都會罹患心理疾病，這已是司空見慣的疾病了。

一般認為，心理疾病大部分是我們身體的一部分「大腦」運作暫時變糟而引發的。就像胃會不好，大腦運作也會變得不佳。就好比生理疾病之所以會發生跟性格無關，心理疾病也跟「內心堅強與否」或「性格」也沒有關聯。大樹喜歡的她，也是個非常積極且具有魅力的女孩子吧，但這樣的人也有生病的時候。

有時，一聽到心理疾病，也有那種人會取笑說：「那傢伙很奇怪啦！這會傳染的，不准過來。」這就是什麼都不懂、最差勁的傢伙才會做的事。心理疾病不是傳染病，不會傳給別人的。而且罹患心理疾病的人也因為其病症而痛苦不已。也就是因為這樣，請勿使用話語侮辱或歧視患者。

大樹喜歡的她會自殺，其中一個原因是延宕治療。長達半年竟沒有接受治療，因而受困於疾病，最後導致自殺。為了不招致誤解，我先聲明，罹患心理疾病並不是就會自殺（關於自殺，請參照第2章）。然而，一旦罹病還是需要早點接受治療。

這本書的出現，是為了受苦於心理疾病或精神上出問題而有問題行為的孩子。透過他們的故事，想要傳達給你關於心理疾病的知識、如何面對為此感到痛苦的朋友們。還有，我希望，透過告訴你如何面對壓力及創傷，讓自己或朋友在不小心陷入心理疾病的困境時，甚至就算已經罹患，也能做到「早期發現，早期治療」，讓許多人更「容易生存」於社會上。

最後，我需事先聲明，包含大樹在內，出現在本書裡的孩子並非指特定的人物，是我當精神科醫生時所遇到的個案，加以組合並創作而成。

目錄 CONTENTS

第2章　精神科常見的問題行為

第3章 為了不讓自己陷入心理疾病

第1章

心理疾病
是怎麼一回事？

透過罹患心理疾病的孩子們的模樣，讓我們一起學習具代表性的心理疾病。在第 1 章會介紹「飲食障礙症」、「社交恐懼症」、「強迫症」、「憂鬱症」、「思覺失調症」，還有正確來說不能稱為心理疾病，但近年來受到矚目的「神經發展疾患」。

1

飲食障礙症——過於害怕變胖的疾病

「哇，又胖了一公斤！果然晚上不可以吃洋芋片……」

年輕的你們，特別是女孩子，應該誰都有過憤恨地看著體重計的經驗吧。而且肯定會發誓道：「明天起我晚上絕不吃東西！我要減肥！」

然而，大部分健康的女生都食慾旺盛，當受到看似美味的零食誘惑，馬上就破除誓言了。而且於體重計上所發出的嘆息，即使成人了也仍反覆持續著，永無止境。

不過，像這樣減重失敗的「一般人」其實是幸福的。

為什麼減重失敗是幸福的呢？讓我們先來讀讀優子的故事。

勤奮一姐優子——厭食是如何開始的呢？

優子在兩個孩子中排行長女。

父親任職於大公司的會計部，每天都非常忙碌。母親則曾經是一名幼稚園老師，因優子出生辭去工作，現在是全職家庭主婦。也就是說，優子是在常見的普通家庭裡成長的女孩。

由於妹妹有氣喘，從小嬰兒時期就反覆出入醫院。與備受寵愛的妹妹相比，從小身材高且活潑的優子很常被誇獎：「不愧是姊姊，很能幹呢！」

她絕不討厭回應周圍的期待，所以漸漸地什麼事都很上手。學校方面也是稍微有點發燒也不會請假。當媽媽陪妹妹去醫院，回來比較晚的時候，她也自己承擔起做晚餐的任務。暑假作業也是開始放暑假後就馬上著手，在很短的時間內完成。但看到暑假快結束時才在那邊哭哭啼啼要媽媽幫忙的妹妹，優子內心很是瞧不起。

進入青春期，本來就不矮的她也越長越高。國中入學時身高一六三公分，再加上她頗有運動細胞，籃球社當然看中了她，就這樣，她加入了籃球社。同期加入籃球社的人，加上優子總共五人。在前國家體育選手顧問老師的指導下，優子毫不鬆懈拚命練習，過了相當充實的時光。

可惜的是，優子升上二年級後，顧問老師就辭去工作，而新的顧問老師對於社團並無熱忱，不管是練習還是指導多半也都不會出現。儘管如此，仍有十一名學弟妹加入籃球社，在學長姊的努力下，於全國中等學校體育大會進到前八強。

然而，全國中等學校體育大會結束後，學長姊就會退出社團。學長姊指定了練習勤奮的優子當社長。雖然內心不安，但一直以來總是回應著周遭旁人期待而活的優子，最後仍接下社長一職。

這對她而言，是一連串挫敗的開始，但那時誰也不知道會演變到這種地步。

成為社長後的優子拚命思考著練習菜單，但就算怎麼厲害，對上了國中才開始接觸籃球的她而言，這是相當沉重的工作。不過，就算要找人討論，她也不想找顧問老師。

與優子相比，副社長的小夜更會打球。但不幸的是，小夜對練習並不上心。

對優子所想出來的練習菜單，小夜動不動就表現出一副沒興趣的模樣。而同期社員以及學妹們也漸漸學起小夜來。

優子對這些事情非常反感，也曾把小夜叫來，直接跟她談判要她好好做，結果小夜卻火大地告訴她：「別白費心了，我有我自己的方式，妳少在那邊用高高在上的樣子對我講話！」

雖然想在回家後大吐社團裡受到的苦水，但優子的爸爸總是很忙碌，根本沒有傾聽她煩惱的餘裕，而值得信賴的媽媽也全將注意力放在小學六年級就不再氣喘卻處於叛逆期的妹妹身上。她想，才這種程度的事就要跟爸媽討論的話，也太難看了吧。

就這樣，優子把自己孤立起來。為了想揮別這樣痛苦的心情，她進行更激烈的自主練習。

某日，優子洗完澡就想來量個體重。

「啊！瘦三公斤了！」

體重計上的數字是四十九公斤。

本來以優子的身高一六三公分、體重五十二公斤的程度來講，就比標準體重輕了。在經過激烈的自主練習後，優子又更瘦了。

她對於變瘦這點感到相當開心。因為前幾天她不經意聽到小夜感嘆說：「我最近胖了！」

「不練習，又只會吃，當然會變胖啊！」優子那時心想。

因為如此，她自然會覺得，體重計上的數字就代表了自己努力的成果。

「好！我要變更瘦！」她下定決心了。

決定之後就苦幹實幹、貫徹到底，是優子的風格。她不吃米飯和麵包，甚至拜託媽媽不要準備天婦羅之類的油炸物。即使媽媽端出這類料理時，她也會把麵衣剝掉。吃沙拉也不淋醬，只撒鹽巴。便當盒也換成更小的尺寸。

還變得一天要量好幾次體重。

「太棒了！瘦了兩公斤！」

「吔！瘦一公斤了！」

看到一直在下降的體重，她開心到不行。

然而，過了不久，減重的速度變得沒那麼快了。優子為此感到不悅，就更嚴格地限制飲食，不吃肉也不吃魚，主要吃蔬菜、海藻，還有蒟蒻或豆腐。

看到一直瘦下去的女兒，優子的媽媽相當擔心。「妳如果不好好吃飯，身體會承受不住喔！」

但優子只是跟媽媽說：「別擔心，只是減肥而已。」接著，就又比之前更投入到社團的練習裡。

優子的體重甚至掉到四十公斤，就連月經也不來了。

過於削瘦的結果就是，比賽時很快地氣就喘不上來，耐力也不夠。但她卻沒有想停下來，反而採取更激烈的減重方式。

「我要瘦到三十五公斤。」這是她的目標。

優子沒有發現的是，她已經完全變成另一個人了。

頭髮乾燥、臉色蠟黃，還有著深深的皺紋，只有眼睛特別明顯。手和腳的肌肉瘦弱，手肘和膝蓋等關節的形狀明顯。胸部也變得平坦，肋骨及肩胛骨也清晰可見。

但優子還是認為自己的身體「還很胖」，並在心底發誓一定要瘦下來給大家看。

而優子真的做到了。

「體重三十四公斤。」

這是優子準備社團活動時昏倒，被送到醫院，所顯示的體重數字。

如何？減肥失敗的人之所以幸福的原因，現在多少明白了點吧？然而，其實優子的悲劇尚未畫上句點。

飲食障礙症的優子——停不下來的過度飲食

在醫院恢復意識的優子確診為「飲食障礙症」。然而，她卻不管勸她看精神科的急診醫師所給她的建議就出院了。好不容易達到的三十四公斤怎麼可以就這樣放棄。

不過，這件事過後她的食慾卻變得越來越旺盛。

「好想吃東西！好想吃！好想吃!!」

食慾經常侵襲優子，令她漸漸無法抵擋。如果被爸媽看到自己吃東西的模樣，她會很丟臉，結果便躲在自己的房間裡吃東西。優子覺得，要是被別人看到自己這副德性，她會被別人認為很脆弱。

明明過去那麼努力不怎麼進食，一旦吃了一口就不行，但現在卻沒辦法了。她每晚都在吃東西，而且分量越來越大。洋芋片三包、麵包八個、餅乾兩盒、可樂兩公升……這樣的分量非常驚人。但靜下來想想，想吃東西是理所當然的吧？這麼劇烈地減重，身體當然需要營養。

然而，優子實在忍受不了，任由食慾大增而體重增加這件事。暴食後總會有股強烈的懊悔朝她襲來。

由於她相當害怕自己的體重增加，而使出千方百計以防發胖。

當然，早中晚三餐她都不吃了。她所策劃的方法就是，催吐。吃完東西後，喝很多碳酸飲料，就到廁所將手指伸到喉嚨裡催吐，這是她每天的例行公事。每每將手指伸到喉嚨時，右手的指背都會碰到牙齒，也因此有了繭。

儘管如此，優子仍舊擔心有沒有全部都吐出來。所以，為了早點排掉吞下肚的食物，她去買了瀉藥，每天就吃個十天份。

因為不想變胖，每天暴食又催吐，催吐後又進食，還亂吃瀉藥。但越是催吐，暴食的衝動就越強烈，結果反而還讓體重一點一點地增加了。

她停不下暴食的衝動。然而，即使想吃更多，最後連買食物的錢也不夠了。旁人都視為「乖孩子」的優子，最終的下場是打算偷麵包時被逮，而被帶到了派出所。

也就是這樣，她終於被帶去精神科看醫生了。

不是特殊疾病的飲食障礙症

讀完優子的故事，你們覺得如何？

「優子是很少見的特殊孩子」、「至少我不會變得那樣」，多數人應該會這樣想吧？但這些想法是錯誤的。

優子所罹患的疾病，稱為「飲食障礙症」。這是對於進食或發胖有著病態恐懼的疾病。主要有「神經性厭食症」（又稱厭食症）與「心因性暴食症」（又稱暴食症）兩種類型。

罹患這種疾病的，女孩子的比例具壓倒性的數量，但也不是沒有男孩子罹患。只是男孩子比較不會像女孩子那樣想「非瘦不可」。而比起瘦下來，男孩比較多是鍛鍊肌肉。

另外，這種疾病最常好發於特別容易在乎自身外表的國高中生身上。小學生會罹患，而三十幾歲的人也會。但十四歲是是最容易患上這種疾病的年紀。

而且，這種疾病絕不罕見。全世界有非常多像優子的女孩，特別是被「瘦女孩才迷人」這樣的價值觀所滲透的美國，一年約有０．４％的年輕女性罹患神經性厭食症，１～１．５％的年輕女孩則是罹患心因性暴食症。

在日本，從幾項調查來看，有著幾乎和歐美不相上下的飲食障礙症者。甚至非洲、亞洲、中東等國，目前這類患者也在增加中。

對於十四歲的你們來說，最好把飲食障礙症想成是「常見疾病」。

飲食障礙症有什麼症狀？

優子的故事裡出現了這些症狀，在此將飲食障礙症的症狀整理如下。神經性厭食症的症狀有以下三點：

(1) 非常纖瘦

醫師診斷時，成人會以ＢＭＩ值（Body Mass Index）為標準。ＢＭＩ值就是以「體重（kg）÷〔身高（m）×身高（m）〕」的公式計算出來的數值。ＢＭＩ22為標準體重，18．5以上未滿25則是普通體重。在判斷是否為神經性厭食症時，一般會以ＢＭＩ17以下來思考。

例如，身高一五〇公分體重大約三十八公斤，一六〇公分則大約四十四公斤是纖瘦的底線。

可是處於成長階段的你們，依據年齡、性別或成長的程度等，個體上會有著很大的不同。一般則會比成人稍微輕一點。好比說，十四歲的女孩標準體重是ＢＭＩ20左右。而纖瘦的標準也是稍微往下降，約是ＢＭＩ16。一五〇公分是三十六公斤、一六〇公分則約四十一公斤，以這樣進行推算。

(2)體重雖輕卻對發胖這件事抱持著強烈的恐懼

病態地在意變胖，就算體重略微增加，也毫無限度地認為自己胖而恐懼不已。

(3)就算過輕，也不覺得有什麼不良影響，仍認為自己胖

不管旁人怎麼說「你好瘦」也不信，就是深信自己很胖，量很多次體重，不停確認鏡子裡自己的模樣。

接下來，說明關於心因性暴食症的三種症狀：

(1)反覆過量飲食

就像優子一樣，超過一般「吃太多」的程度，在短時間內大量進食，反覆

「過量飲食」之行為。而且過量飲食的時候就算想停也停不下來。

(2)使用不讓體重增加的方式

「過量飲食就不吃三餐」、「吃完東西把手指伸到喉嚨裡勉強自己催吐」、「一次就吃很多瀉藥」、「老是超越常識地激烈運動」這幾種類型居多。

(3)覺得變胖就慘了

認為「發胖的自己沒有價值」，一旦體重增加就很悽慘。

一般診斷時，暴食行為或不讓體重增加的行為持續三個月，每週一次以上，就會視為心因性暴食症。

這些就是飲食障礙症的主要症狀。或許你會覺得神經性厭食症與心因性暴食症是完全不一樣的疾病，但關於「病態地恐懼進食或發胖」這點則是共通的。

所以，起初是神經性厭食症的孩子中途轉變為心因性暴食症，然後又回到神經性厭食症這類的情況非常多。而像優子的情況，就是從神經性厭食症發展成心因性暴食症的類型。

導致飲食障礙症的原因為何？

一般而言，飲食障礙症是由幾個原因引起的疾病，其中一個原因多半是「心理上的煩惱」。正因如此，這個疾病並不是由內科而是由精神科來治療。但原因不只是心理問題，一般來說，其他如社會環境、當事人性格、家庭狀態、身體的原因、遺傳之類各式各樣的事情盤根錯節導致發病。

以優子的情況來思考看看吧。

優子發病的契機是「自己的價值觀在籃球社不受到接納而形單影隻」。然後，在那時因激烈的練習，偶然減去體重。那時優子還覺得「好開心喔」，對吧？因為這讓她感到「我贏了討人厭的小夜了」。這些就是心理方面的問題。

但只是減去體重，為什麼會感到勝利呢？因為優子跟你們一樣，抱持著「苗條的女孩比較有魅力」的社會價值觀。其實，現在電視上出現的、你們覺得「好可愛」而憧憬的女性，幾乎都是身材苗條的女性吧。當社會的價值觀是「肉肉的女孩子才有魅力」，就應該不會為瘦下來感到開心了。也就是說，飲食障礙症之所以會發病也跟社會環境有關。

還有，優子本來就是「朝著目標前進，任何事都貫徹到底的勤奮家」，這樣的個性絕非不好，反而受到讚賞居多吧。但優子的情況卻是因這樣的性格造成了「節食減重悲劇性的成功」。

優子都沒跟任何人討論。不過，要是能好好討論，周遭的大人也會傾聽她的煩惱吧。從小優子的父親就忙，母親又一直被妹妹搞得團團轉，她因此很少向爸媽傾吐自身的煩惱，所以不知道如何跟他們開口也是理所當然。優子一直以來為「什麼都能掌握自如又可靠的自己」感到驕傲，而「就算很忙也聽一下我的事情吧！」這種耍賴的行為，就跟麻煩的妹妹沒什麼兩樣，她才不要。但也不是說優子的父母不好。當然，優子也沒有錯。這是很常見的一般家庭，但這樣的家庭狀態也確實是她發病的原因之一。

還有，飲食障礙症棘手的是，一旦持續營養不良，作為身體器官的「大腦」，其運作就會受到影響。造成心情不穩定、判斷力下降。有研究指出，光是大腦缺乏營養，人們就會覺得自己不夠好，深感孤獨。而長年營養不良，腦細胞就會死亡，引發大腦萎縮之類的狀況。也就是說，有時就算一開始只是單純的節食減重，結果卻會因營養不良，造成判斷力下降，發展成飲食障礙症。

其實，最近也有報告發現，有些基因可能容易引發飲食障礙症。歐美的研究中，當父母或手足有人罹患神經性厭食症，與沒有這情況的人相比，前者罹患神經性厭食症的機率高出十倍，同樣地，如果是心因性暴食症則會高出四倍。

從優子的故事我們能得知，飲食障礙症是發病原因複雜的疾病。

節食減肥是發病肇因

由於各種原因而惡化的飲食障礙症，發病肇因就是節食減肥占最多數。

「夏天快來了，我想穿泳衣好看點。」

「只是跟朋友開玩笑。」

「退出運動社後要是跟之前吃的一樣，怕會發胖。」

節食減肥的理由百百種，但各位的節食減肥幾乎都是「為了漂亮而節食」的，對吧？有「代謝症候群」的爸爸們因為肥胖有損健康，而要節食減肥也是無可奈何。但為了漂亮而節食，對於健康真的「百害無一利」。

而且，媒體所傳達的節食方式也很有問題。只攝取一種食物或不吃主食，破壞營養均衡，還會引起精神不穩定。另外，短時間極端限制卡路里的攝取，會提高暴食衝動導致復胖。

其實，比起沒有節食經驗的女孩，節食過的女孩最終還是會發胖，這樣的資料近年時常出現。所以長遠來看，節食減肥對於美麗、對於健康都不好。

有時，我會遇到說自己「比小學時還胖」而致力於節食減肥的國中生。那個孩子說：「明明不會長高了，體重卻一直增加」。國中生即使停止長高後，為了成為大人，也仍會一點一滴地持續成長。體重不增加，反而才是不正常。

總之，重點是「不要輕易節食減肥」。這就是不會陷入飲食障礙症的訣竅。

為了在比賽贏得好成績，得要控制體重的長跑選手、體操選手、滑冰選手或芭蕾舞者等，也要注意容易引發飲食障礙症。適度運動雖然對健康好，但過度訓練也不理想。

不治療的話會如何？

飲食障礙症不只是單純變瘦，而是真正的疾病。尤其像優子這樣，一直瘦到對生命造成危險。腦神經、心臟、血管、消化器官、呼吸器官、皮膚、血液、代謝系統、荷爾蒙……過瘦的話對於所有身體器官都會造成障礙。久病的孩子之中，有些人「好幾年月經都不來」。

還有，也不可輕忽催吐。一旦持續催吐，胃酸會溶解牙齒。我曾遇過三十歲就幾乎掉光門牙的患者。若持續催吐，身體會漸漸失去力氣，並且會對心臟跟腸道的運作帶來不良影響。

順帶一提，神經性厭食症在心理疾病中是死亡率最高的疾病。近年研究指出，神經性厭食症患者每二十人約有一人死亡。就是因為這樣才需要治療。

要做什麼治療？

飲食障礙症的治療並非易事。不是透過某種藥物就能藥到病除，也無法透過什麼魔法話語就讓心頓時敞開。所以，實際上的治療就是，透過持續的嘗試與測試，使用各式各樣的方法。

在身體衰弱時，打點滴或插鼻胃管直接將營養送到胃裡，以身體的治療為最優先。另外，也要由醫生或諮商師進行諮商。透過醫療機構來進行，讓有飲食障礙症困擾的患者一起討論，進而發現自身問題的「團體心理治療」。或是，讓患者作畫或製作首飾配件，還是跟其他患者一起唱卡拉ＯＫ……透過各種活動及遊戲，來取代用暴食或催吐處理壓力的「職能治療」。為改善現實壓力大的生活狀況，跟家人、學校的討論也很重要。還有，心因性暴食症也可透過藥物來減少暴食的情況，所以必要時會使用這樣的方式。

但遺憾的是，有些孩子會因為「不管怎樣就是不想回到原本的體重」而拒絕治療。倘若如此，醫師會一面給予疾病相關的衛教或諸多詢問，有耐心地陪伴。

一般來說，會以往返醫院的方式治療，但當體重不夠標準體重的70％，就最好要考慮住院。這是為了避免因營養失調致死。當然，因為過瘦而脈搏紊亂或昏倒的情況下也需要住院。

當朋友罹患飲食障礙症，該怎麼辦？

如果你發現朋友罹患飲食障礙症，或是可能患有飲食障礙症時，那該怎麼做才好呢？

首先，你必須要有個認知——「飲食障礙症會危及性命」。當然，話雖如此，我不會隨便講「你有責任要守護你朋友的性命」諸如此類的話。你應該要採取的行動，是將朋友的狀態「確實告訴班導或保健室老師」，他們不一定得非常了解飲食障礙症。但也有些大人如優子的社團顧問老師那樣不可靠，所以要從最值得信賴的老師開始告知，這點很重要。

可能你的朋友會要你別多管閒事，但屆時我希望你能表情認真地告訴他：「總是看你這樣，我很擔心。我不會放任你這樣下去，也不希望你死掉。但只有我的話什麼忙都幫不上，所以我會告訴可以幫得上你的大人。」我知道你可能會害怕自己反而被討厭，這不是簡單的事。但你要知道，「不會有人老是討厭認真擔心自己的人」。

此外，還有三件是你可以幫罹患飲食障礙症的朋友做的事。

第一件就是，不要責怪他，也不要取笑他。

責怪對方：「為什麼不吃東西啊？不吃不行啊！」或是開這類玩笑：「這麼好吃卻不吃，真的很蠢欸！」這對你的朋友而言是非常難受的。當你這麼說你朋友時，在你面前他肯定佯裝沒事笑咪咪。這不是他沒有受傷，只是因為覺得自己無法恢復正常感到丟臉，不想要讓你看到自己悲慘的模樣罷了。

第二點你要注意的是，不要把體態或食物當作話題。

「你是不是又瘦了？」

「你不吃了嗎？」

當你老是在講這些事情，你的朋友就會慢慢遠離你。好像自己吃東西會被放大檢視而感到難過，同時覺得自己這項對食物有所堅持的弱點一直受到責難。

而且，體重稍微恢復後，千萬別對他說：「有變重太好了！」或「長肉了喔！」這類的話。看到朋友恢復精神回來後，你肯定會很開心，卻可能不小心說出這樣的話。像優子這類對於變胖感到害怕，而受苦於飲食障礙症的朋友來說，「長肉了」這種話會增加他們「發胖的恐懼」，讓他們覺得自己很可悲。希望你對此留心。

第三個重點就是，不要學醫生那樣對待你的朋友。

對於有飲食障礙症的朋友來說，你並不是醫生。如果旁人像醫生那樣講話，真的會讓人感到很不舒服。

當然有時你可以告訴朋友：「有需要我幫忙的地方嗎？如果有，在我的能力範圍之內我會幫你喔！」我想，應該很少人會回答：「幫我」，但會因為聽到這句話而感到開心吧。

為了幫助朋友回到正軌，和他談天說地，快樂度過時光是非常重要的。正因如此，天南地北聊聊天，增加快樂的時光就是你的職責。這個角色不管是醫生、爸媽或是老師可能都做不來。是十多歲的你，才能做到的事。

2 社交恐懼症——過於害怕與人交流的疾病

山梨縣有座遊樂園名為富士急樂園，其中的雲霄飛車「FUJIYAMA」，最高點為七十九公尺，而從頂端一口氣往下墜的時速可達一百三十公里，是日本少數令人心驚肉跳的遊樂設施。

我的妻子和女兒喜愛刺激，總會興奮地要我乘坐，但我卻怕到不行，一旦想到要坐上雲霄飛車，就會心跳加速、呼吸困難、皮膚起雞皮疙瘩，身體也會忍不住打顫。而且全身流冷汗，胃酸在胃裡翻騰，令我感到很不舒服。所以我跟她們說：「妳們坐就好了啊！」我絕對不坐！

如果你跟我一樣很怕這類設施，也不需感到這麼煩惱，不喜歡不要坐就好，害怕是正常的。但若學校課程裡有乘坐「FUJIYAMA」雲霄飛車這項，那該怎麼辦？事情可就大條了。而且，假設旁人還無法理解你為何那麼害怕，每天就好比身處地獄了吧。

其實，在這世上有人覺得去學校上課就好比乘坐「FUJIYAMA」那列雲霄飛車般可怕。

一起來看看武志的故事。

害怕上課的武志

小學時的武志是有點引人注目的小男生，不僅參加過兒童會長的競選，也喜歡講些玩笑話贏得關注。愛開玩笑的武志總是被母親斥責，也很常被警告，但他都無動於衷。因為還算認真，成績並不差，老師同學也滿喜歡他。

武志的爸爸是國中老師，恰巧武志要升國中時，調去城市工作。容易擔心的媽媽喜歡現在的生活，對於不習慣的都市生活有些抗拒，但也無可奈何，最後舉家搬遷。

新學校在市內是屈指可數的大型學校。武志面對不習慣的環境，感到非常緊張。周遭的同學不知為何看起來都很聰明，而且他也不知道自己能否被其他人接納，為此他很不安。

一開始自我介紹時，那份緊張感達到顛峰。

（嘴巴乾燥又黏乎乎的，而且呼吸困難……）

對於這樣的自己，武志強烈感到不知所措。喜歡受到注目的武志在眾人面前講話時，從來沒有感受過這種經驗。

「我叫尾藤武志，從〇〇小學來到這裡。請多指教……」

雖然順利結束自我介紹，但他發現自己的聲音在發抖。

（完蛋了，別人一定知道我很害怕。）

在意的武志，裝作沒事地看著隔壁同學的臉。而同學看著武志微微一笑。

（果然被看穿了！）

武志想到這件事就覺得自己丟臉到不行。

之後，他變得很害怕在課堂上發表。當然不是沒念書，就算被點到名，也還是可以回答出正確答案。沒必要害怕。他腦袋知道這點，但就是無法做到不害怕。因為，一旦要在他人面前說話，他的身體不禁就會出現一些反應，例如身體或聲音顫抖，手掌或腋下流冷汗，臉色難看，胸口有著壓迫感，心臟也毫無來由就跳得很快……明明就是自己的身體，卻似乎沒辦法控制住。

本來引人注目的武志已經不存在了。現在的他為了不讓同學知道自己很怯懦，而把自己隱藏起來過日子。

但恐懼卻更侵蝕著武志，不僅課堂發言，就連上課都令他痛苦。

「什麼時候會被老師點到？」

一想到這點，上課時他就一直緊張起來，覺得一個小時非常漫長。等到下課時，武志已筋疲力盡。

就這樣，武志終究無法去上學了。不僅如此，因為在意會在外頭偶遇學校老師或同學，也縮在家裡。甚至就算朋友打電話來，他怕自己聲音也仍顫抖著沒辦法好好說話，就也不接電話了。

武志真的覺得這樣的自己好悲慘。

「為什麼我那麼害怕呢？明明就沒什麼可怕的，但我真的不行了，我真是個軟弱的傢伙……」

失去自信的武志封閉自己。

於是，擔心兒子的爸媽將武志帶去了精神科。

什麼是社交恐懼症？——起因在國中

武志本來是「受人注目」的人，而非「純粹怕羞」的人。因為，如果純粹怕羞，就算丟臉也不會對自己有著這樣激烈的身體症狀而感到煩惱，也能在團體中生活。

但武志既不是怕羞也不是軟弱，其實是生病了。而這個病的名稱是「社交恐懼症」。

所謂社交恐懼症，就是在別人面前感到羞恥或受到注目會異常不安的疾病。並非只是單純與人交流時「感到害怕」，而是會伴隨心跳加速或發抖、想吐、冒冷汗等各種身體狀況。這些狀況被稱為「自律神經失調症狀」。

當乘坐FUJIYAMA時，任誰都會有這類症狀，這是正常反應。但社交恐懼症卻是連遇到他人這類理所當然的場面都會出現這些症狀，那就是大問題了。

武志這類患者的情況是，即使頭腦十分明白「沒有必要那麼害怕在別人面前說話」，身體也仍會在重要時刻違反其意識而出現狀況，所以他們才會感到那麼痛苦。

每每打算站在別人面前時，就會持續體驗到難受的症狀，因此漸漸迴避這樣的場面。而且，想到「要是朋友發現我在害怕就很丟臉」，也變得不善於和朋友互動了。其中也有人像武志一樣無法上學，躲在家裡足不出戶。

一般來說，一年裡會有0．5％～2％的人罹患社交恐懼症（根據美國精神醫學學會的資料），因此絕非少見的疾病。另外，最容易發病的年齡大約是十三歲上下，也就是說，十四歲是處於最容易引發社交恐懼症的年紀。

順帶一提，以男女比例來看的話，多數的報告指出女孩子比較容易得到這種疾病。

社交恐懼症患者不擅長的事

其實社交恐懼症患者所排斥的，不只是在別人面前發言，還有其他各式各樣的事。尤其如「接電話」、「在別人面前寫字」、「在人數少的聚會吃飯」、「在男性洗手間時，有人排在自己後面」之類的，很多事情都令他們感到不舒服。

這些場面的共通點就是，「他們在乎對方會如何看待自己」。也就是說，像是「對方會覺得我在電話裡有好好應對嗎？」、「應該不會覺得我的字很醜吧？」、「吃飯時聊天開心嗎？」、「後面的人應該不會覺得我上廁所上太久吧？」這類。

還有，有些對象容易讓他們感到緊張。舉例來說，像「老師之類比自己地位高的人」、「不怎麼熟識的人」特別令他們緊張，也不擅長「跟異性講話」。何況是容易在乎異性眼光的青少年。另外，更別提「一對一談話」了。總之，就是很討厭被別人發現自己很緊張這點，對吧？

順帶一提，雖然是閒話，但這類患者中有些人為了不讓別人察覺到自己容易緊張，而打扮得奇裝異服。在我的經驗裡，診間如果有孩子穿著是蘿莉塔時尚風格的，大部分是罹患社交恐懼症。簡單來說，就是透過奇裝異服來掩飾「容易緊張的自己」，好讓外人看不出來。

導致社交恐懼症的原因為何？

關於社交恐懼症尚無特定的成因，但我們發現，罹患社交恐懼症的人腦神經的運作是有問題的。

因大腦的「杏仁核」會捕捉不安並向身體發送「危險訊號」卻運作過度的論點，或是腦細胞跟腦細胞之間訊息傳遞的「神經傳導物質」運作不穩定的論點都很有力。

一般來說，基因也會帶來影響。有調查報告顯示，遺傳上，比起異卵雙胞胎，擁有相同基因的同卵雙胞胎，兩個人都發病的機率比較高，而患者家人中罹患該疾病者也不少。

武志的媽媽容易擔心，或許顯示了他也容易感到不安的遺傳性特徵。但這並不一定都是遺傳影響的。因此，這裡有情況上的問題。武志的情況是，「搬家到不習慣的都市居住」的環境改變，以及「在新學校非得自我介紹不可」等契機而發病。另外，思考「不能被別人發現自己很緊張」，這樣的內心問題也帶來了很大的影響。

人是會學習的動物，所以「好丟臉」、「好可怕」這類經驗會烙印在記憶裡，就好比有人因吃生蠔中毒，就不敢再吃生蠔那樣。而當遇到和以前一樣令人感到害怕的情況時，作為「危險訊號」運作過度的自律神經失調症狀便會出現。

也就是說，像這樣的腦神經問題、遺傳問題、情況問題、內心問題之類碰在一起，使得社交恐懼症發病。

要做什麼治療？

治療社交恐懼症，首先使用抑制「危險訊號」的自律神經失調症狀之藥物是基本。這時，會使用抗憂鬱藥物、抗焦慮藥物或β阻斷劑等藥物。只是，罹患這種疾病的一些人使用藥物時，為了抑制不安的心情，一不小心會過於依賴藥物而服用過量，所以必須謹慎才行。尤其是馬上就能感到效果的抗焦慮藥物，很容易造成大量使用，要格外注意。

其實，透過藥物無法減少曾經的恐怖記憶，只能減少一直出現的恐懼感或自律神經失調症狀而已。也就是這樣，不只要投藥，也需累積「以前雖然覺得可怕，但出乎意料地沒問題」這樣的嶄新體驗。而有計畫地積累這般經驗的治療方式，統稱為「行為治療」，還有修正引起不安的思考方式的「認知治療」、階段性暴露於感到不安的情況而漸漸習慣的訓練「暴露療法」等（關於「認知行為療法」會於第3章介紹）。

讓我們回到武志實際上的治療吧。

前述曾提到，武志不是「軟弱」也不是「怕羞」，而是生病了。武志和爸媽聆聽醫師說明，也親自調查並且學習這個疾病相關的知識。

之後，為了抑制身體症狀而使用抗憂鬱藥物，一面留心藥物副作用，一面慢慢增加用量。當然自律神經是身體的一部分，要注意是否有充足的睡眠與飲食及作息規律。

然後跟醫師再行討論，從其他學生因為上課而不會直接面對面、待在保健室就好這點開始。由於武志無論如何都想回到學校，所以拚命地致力實踐。所幸藥物有效果，而跟以前相比，也不大會有緊張感了。因此，他決定下一步豁出去，在保健室跟其他同學見面。

「好久不見了，武志！」

「喔！喔喔……」

武志在許久未見的同學面前仍會感到緊張，但比起見面之前的預想，現在真的見到面後，他發現自己沒有像之前那樣會心悸或發抖了。在這之後得到一點點自信的武志，也慢慢跟同學們增加互動。

三個月後，武志已經回到教室上課。雖然還是不大有辦法在課堂上發表，但武志的臉上已經恢復了笑容。由於決定再服用抗憂鬱藥物一段時間，武志與醫師討論道：「如果狀態持續保持良好，就一點一點地減量吧！」

他之所以順利恢復，是因為了解自身的狀態是生病了，而且也很積極地接受治療。行為治療是需要「確實面對自身不安」的療法，所以醫生也不行強迫病人實踐，以免造成反效果。然而，武志鼓起勇氣去了學校，這是因為他致力於實踐治療，才拯救了自己。

當朋友罹患社交恐懼症，該怎麼辦？

如果朋友罹患了社交恐懼症，該怎麼跟他互動呢？

建議你留心以下五個重點：

第一，不要去點明他的狀態。

當朋友被你指出「你臉變紅了欸！」、「為什麼發抖啊？」之類的狀態，會讓他覺得自己非常悽慘，所以不要刻意點明其症狀。更不能開玩笑說「你在怕什麼啦」，這是最糟糕的，你應該已經知道了。

第二，令人感到緊張的場合，例如在別人面前要介紹自己這種狀況，就將你也會感到緊張的事情，若無其事地讓他們知道。好比說：「我很不擅長面對這種場合，好緊張喔！」

有社交恐懼症的朋友多半會覺得「只有自己才會緊張」，所以拚命把緊張感隱藏起來。這種時候，當他們明白「周圍的人也正緊張著」，就會覺得「原來不是只有自己才會緊張」而稍微放心。依據不同場合，若是能夠坦率說出「我也會緊張啊！」這類坦白的話，也會大幅減少朋友的緊張感。

第三，不要說些「你很情緒化」的話。

朋友因罹患社交恐懼症無法融入你們，不僅自責也感到痛苦。這時，如果被說是「情緒化」，他們就會覺得自己被別人責備成是個心情起伏不定的差勁傢伙，漸漸失去自信。

我在這裡再次強調，社交恐懼症是疾病，而非「情緒化」的問題。

第四，別激勵對方：「喂！給我振作點！」

看到為了避人眼目而躲躲藏藏的朋友，你可能會漸漸感到焦躁而想跟他講：「喂，給我振作起來啦！」就像「想幫他站起來」那種強烈的心情，而覺得「沒有必要怕成這樣，為什麼就是不懂啊？」因為想要鼓勵對方，卻不小心說出讓人感覺難受的話。但這樣的鼓勵方式對於朋友來說，是相當難受的。因為，你的朋友已經在心裡對自己說過上千次、上百次的「振作起來啊！給我振作起來」這種話了，對「無法振作的自己」感到悲慘且痛苦不已。所以，希望你別逼朋友「好好振作」。

第五，別強迫他們在別人面前說話。

在行為治療中，會讓當事人慢慢面對讓他們感到不安的場合。只是，這樣的做法是從比較沒那麼不安的經驗開始，慢慢階段性地調整前進才會有效果。當然，要前進到下一個階段時，得做好充足的心理準備才進行。如果沒有做好心理準備，像是在無預警的狀態下要當事人演講，這就容易令他再次體驗到恐怖的經驗。那時的緊張或恐懼烙印在心裡，反而使病狀惡化。所以，絕對禁止非預期的狀況發生。

以上是希望你們注意的重點。

在「飲食障礙症」的章節我也曾提及，最重要的是不要讓朋友孤單一人。面對不安是很辛苦的，獨自一人很難做到。正因如此，以能夠考量到他痛苦心情的言語跟他說話，或者好好聆聽，別讓朋友一個人面對。

如果朋友無法上學了，就透過ＳＮＳ傳給他訊息也行。只是不要傳些「振作起來啦！」、「快點來上學！」這類囉嗦的話造成他的壓力。像朋友仍去上學時那樣，用平常的方式跟他交流就好。

「我沒有忘記你喔！」

傳遞給他，你有這樣的心意即可。

3 強迫症——過分憂慮的疾病

二〇二〇年一月，一則新聞在全日本流竄。

「厚生勞動省發表，十六日從一名居住在神奈川縣的三十代男性身上驗出國內首例新冠肺炎……」

此後，新冠肺炎（COVID-19）擴散至全日本，也因此出現首次的緊急事態宣言，全國上下不得不開始進入自肅生活。

你突然不用去學校，停止了社團活動，專心在家過著繭居生活。有些人為此感到煩躁，有些人則一派優閒。

而每當到了寒冷的季節，傳染病的新聞於報紙或電視上也越來越沸騰。新型流感、諾羅病毒、SARS、MERS，而稍早前有腸道出血性大腸桿菌O157型或愛滋病（ＨＩＶ）等等也喧騰一時。

我們周遭本來就有很多細菌與病毒，人類只能與之共存。做到全面防止，是不可能的。但還是會很害怕被傳染，而且新聞也提倡民眾「勤洗手」，你肯定也勤加「洗手」、「用酒精消毒」吧。

這些雖然是為了預防傳染的必要行為，卻也有人因過度擔心，反倒對自己的生活造成了障礙。

而美咲就是其中一人。

洗個不停的美咲——太害怕被病毒傳染

美咲在兩個孩子中排行長女，與爸媽、弟弟生活在一起。將來的目標是私立的好學校，所以國中一年級起就到補習班補習，慶幸的是她的成績不錯，在班上是頂尖，年級內也是前三名，上課認真、表現良好，老師也很喜歡她。說她是優等生也不為過。

這樣的美咲在剛上國中三年級的四月，看著早上的雜聞秀節目時，蹙起了眉頭。

「新型流感已登陸日本，現代人對於這類型流感較無抵抗力，恐怕會造成大流行。在這樣的情況下，死亡數可能會超過數萬人……」電視上的大叔主播一臉嚴肅地說著。

「媽媽，電視上說新型流感會造成幾萬人死亡欸！」

「妳要考試了，要注意別被傳染了。別忘記洗手跟漱口喔！」

「好啦！」

起初只是以隔岸觀火的心情聽聽就過去的美咲，之後好幾天卻看到一連串的新聞報導——

「排球社的高中生集體染病」

「日本首例死亡」

「有症狀者要隔離」

美咲越來越不安，害怕生病、不想死掉、如果被隔離就會影響到考試……想到這裡她就非常害怕。

從以前她就一定會洗手，其實現在持續著一直以來的習慣就好。但對新型流感懼怕不已的她深恐病毒會留在手上，洗手就洗得更仔細了。

因此，她將肥皂換成殺菌型肥皂，不停反覆清洗指縫、指尖，甚至還洗到了手肘。本來做到這種地步就已經超過了，但她卻覺得這樣還不夠。關上水龍頭時，美咲還會在意有無病毒殘留於水龍頭上，所以洗完手後也會清洗水龍頭，但又因為這樣擔心手沾染到病毒，便重新將手又洗了一遍。一次變兩次，兩次變三次，洗手次數逐漸增加，洗手時的規則也變得繁瑣，就這樣，洗手所需的時間也更長了。

最後，美咲洗手的時間長達一個鐘頭。過度清潔造成油脂流失，手因乾燥而龜裂還出血。即使如此，美咲仍舊停不下來，她也明白自己清潔過度，但不行停下，因為流感更可怕。

之後，美咲的情況更嚴重了。為了要沖洗掉全身的病毒，外出後一定會洗澡。頭髮、臉、手、腳……反覆搓洗身體各處，仔仔細細地清潔。洗一次澡要花三個小時，而這令她疲憊不堪。

她甚至會很在意家人會不會把流感病毒帶回家，所以拜託家人到家後先在玄關換掉衣服。

「為什麼非這麼做不可啊？」

面對直接反駁的弟弟，美咲因此大發雷霆。

「得到流感怎麼辦？我是考生欸！」

美咲拚命準備考試，很在意能否順利應試。但因洗手跟洗澡占去了學習時間，早就已經沒辦法集中精神念書，成績排名也掉了下來。

「不用洗到這種地步吧？」爸媽異口同聲勸導美咲。

她當然知道，她自己也意識到了自身行為已屬異常。但如果不洗，又會非常不安。

於是，累壞的美咲終於去精神科就診。

什麼是強迫症？——被錯認成性格的疾病

讀完美咲的故事，你覺得如何？

也許你會認為：「就是神經質吧？」、「潔癖也要有個限度吧？」但這樣想就不對了。她會這麼過度清潔跟「性格」並無關聯。

順帶一提，有些人「喜歡乾淨」。這樣的人非常喜歡將自己的房間打掃得乾乾淨淨，一看到乾淨的房間就很開心也非常滿足。

但美咲並非如此。洗了手不覺得開心，也沒有滿足感。不管再怎麼清潔都覺得沒有洗乾淨而老是害怕著。

對，美咲並非是喜歡乾淨，也沒有潔癖跟神經質這類的「性格」。她其實是得了名為「強迫症」的疾病。

所謂強迫症，是明明腦袋很清楚「不用那麼在乎」、「這行為好蠢」，但就是會無法停止重複這些行為的疾病。

如果因這樣的行為，不安就此減緩就好。但罹患這種疾病，不管重複幾次，那份不安感都仍存在。甚至很多人的不安感不減反增。結果就把很多時間與能量持續耗費在這個行為上，大大影響到日常生活。這就是強迫症。

此外，正式診斷時，需要確認這樣的行為是否持續一天一個小時以上，當事人因此感到痛苦或出現社會性的問題，以及是否有其他疾病等。

美咲受限在「會不會被傳染到流感」這個想法，為了遠離病毒而勤加洗手。只是一般的清潔方式並非疾病。但如果超越常理，而且這樣都還無法放心的話，就會確診為強迫症。

順帶一提，這個疾病根據美國精神醫學學會的資料，一年有1．2％的人罹患此病。於十五到二十五歲這個年齡區間發病的人最多。但小學生也有可能發病。也就是說，十五歲以下也可能會發病。

男女相較的話，沒有太大的差別，但女性較易罹患此病。而發病年齡的話，男生則稍微早一些。

對於這個疾病還有許多未知。大致上會錯以為是「性格」使然，所以就算罹病也不怎麼會去精神科就診。也有調查結果顯示，患者在發病後的七至十年才會就診，但這就很難治癒了。

一旦延宕便難以治癒，所以及早發現、及早治療相當重要。

強迫症有什麼症狀？

美咲的情況是無法停止洗手，這是最典型的類型。但強迫症患者每個人在意的點都不同。接下來要介紹的是，他們容易在意什麼樣的事，以及幾個具代表性的類型。

「總覺得手很髒，所以反覆洗手」。

「擔心小偷會闖進來，反覆確認門窗有沒有關好」。

「擔心會造成火災，所以反覆確認火源」。

「在意物品有沒有依規則排好，反覆重新排序」。

「在意字有沒有寫好，反覆擦掉又重寫，或是用尺來寫字」。

「講究好兆頭的數字，總是以一定的次數反覆做著同樣行為」。
「明明就是派不上用場的東西，卻想著總有一天會用到，甚至囤積垃圾」。
「怕自己忘掉事情，就反覆確認筆記本或一直問別人好幾次」。
「怕自己不知不覺就做了不好的事，一直問別人自己有沒有做出不好的事」。
以上這些就是常見症狀。擔心並不奇怪，而是擔心的程度已到了極端。

導致強迫症的原因為何？

美咲為什麼會罹患強迫症呢？
「因為她擔心自己會被傳染流感啊！」你或許會這麼想。的確，美咲的情況是因此契機而患上強迫症。但並不會只因為這樣就罹患強迫症。
其實，強迫症是由於大腦運作出現了問題所導致的。一般認為，是腦細胞與腦細胞之間傳遞資訊的神經傳導物質，一種叫「血清素」的調節不順暢，又或是大腦額葉或尾狀核活動太過活躍所造成。也就是強迫症說到底還是生物學上的疾病。

就因為是生物學上的疾病，所以會受到遺傳的影響。舉例來說，調查雙胞胎時，比起異卵雙胞胎，擁有相同遺傳基因的同卵雙胞胎，兩人都發病的機率較高。然而這些不只是遺傳決定的，倘若父母或手足有強迫症，他們罹病的可能性比不是這樣的人高出兩倍。但因為不會罹病的機率壓倒性地高出許多，所以假使你的爸媽有強迫症也不需過度擔心。

要做什麼治療？

強迫症在以前是非常難治癒的疾病，現在由於藥物治療發達，與以前相較，已變得容易許多。

用於治療的藥物一般認為是抗憂鬱藥物。其中會使用一種被稱為ＳＳＲＩｓ（Selective serotonin reuptake inhibitors，選擇性血清素回收抑制劑）的藥物。這種藥會調節神經傳導物質的血清素流動，幫助減少強迫症的症狀。

必須注意的是，相較於成人，青少年的身體還在成長中，因此容易出現副作用，所以也會比成人要用更慢的時間來增加藥物用量。

順帶一提，這款藥物不會立即生效，但持續服用就會漸漸出現效果，也會慢慢減少過分憂慮的程度。就忍耐點，持續服藥吧。

雖然服藥很重要，但這種疾病只有這樣的治療方法嗎？那就錯了。還有另一種方法叫做「暴露與反應預防法」，以名稱來看感覺很難，但其實原理很簡單。

強迫症患者為了要處理他們所在意的事情，會採取各式各樣的行動。然而，越是採取行動，在意的事情就越多了。所以，暴露與反應預防法就是不去做那些讓人減少焦慮的事，計畫性地執行讓不安先通過的練習。當然，多要靠藥物的力量進行。

比方說，覺得周圍的物品都很骯髒而不想觸碰的人，先讓他們自己排個「骯髒物品排行」。即使是認為全部的東西都很髒的人，也會有「相較廁所地板，餐桌還是比較乾淨」的想法吧。再來，找出「雖然不想但還算願意碰觸」的物品。接著，從讓他們比較敢碰觸的物品開始，實際讓他們去碰觸。這就是「暴露」。而在這之後也不讓他們採取一直以來的「洗手」行為，也就是「妨礙」他們「反應」，就這樣讓焦慮感通過。習慣後就比較不會感到焦慮，再前進到「有點不敢碰觸的東西」。

回到美咲的故事。

美咲對於流感有著強烈的焦慮，而停止不了洗手的行為。不僅如此，就連洗澡時間也拉長，導致生活全面崩解。她的堅持也殃及家人，大家為此心力交瘁。於是美咲才入院接受治療，但她在醫院也仍堅持持續這些行為。特別有問題的是，她洗澡時間相當長。但醫院是共同生活，不容美咲一人獨占浴廁。美咲也清楚這點，便與醫生討論，她的洗澡時間限制在一個鐘頭。過了一個小時，護理師就會出聲詢問。美咲只能心不甘情不願地停止刷洗身體，離開浴室。這對美咲而言是很焦慮的吧。

「應該不會被傳染流感吧？」

對著這樣問的美咲，護理師告訴她：「沒事的」，並且會對雖然感到不安但仍努力離開浴室的美咲加以讚美。美咲也感到很開心。

在持續洗澡時間為一個鐘頭的這段期間，美咲覺得再縮減一些也沒關係。於是跟醫師討論後，洗澡時間一點一點地減為四十五分鐘、三十分鐘、十五分鐘。

藥物較快出現效果。美咲自己也感受到，「比起以前好像沒有那麼焦慮於流感的事情」、「比較容易轉換心情了」。

加深自信的美咲，之後自己也會向醫師提議縮短洗手時間，一點一點地實踐起來。結果成功縮短了洗手的時間，也能夠確保學習時間不受到耽誤。美咲在病房努力地準備考試，最後花了四個月，就克服了強迫症得以出院。她仍持續服用藥物。剛好在截止的期限趕上考試，進入了她的志願高中。

美咲之所以能夠順利恢復，最重要的是她自己也致力於接受治療。其實，像美咲這樣從一開始就積極致力於治療的人很少。很多人拒絕接受治療，也是無可奈何。因為在治療方面，就是要他們去面對自己最害怕的事物。

話雖如此，強迫症的治療如果硬要患者接受，其實不會有太大的效果。所以就算是輸給疾病、對治療有抗拒的人，只要相信「心裡有著希望痊癒的願望」，醫師也會鼓勵他們面對。

現在，憑著接受精神科的治療，有20～30%的人恢復到完全沒有症狀，另外40～50%的人多少還是會感到焦慮，但跟以前相比，比較沒有那麼堅持了，而且生活也較能回到正軌。

正因如此，雖然辛苦，但希望他們要相信自己一定會好，積極接受治療。

另外，關於用藥方面，如果已經完全沒有症狀，可以討論是否需要減量。可惜的是，不少人因為減少用量或停藥而再次發病。因此，不管怎麼樣都想停藥的話，就一點一點地慢慢減少，一面確認症狀是否沒有惡化，一面調整。

當朋友罹患強迫症，該怎麼辦？

假使朋友罹患了強迫症，你肯定也會不知所措吧。

「為什麼要那麼焦慮？」、「你在幹什麼啊？這沒有意義啊！」、「這傢伙很怪，是傻了嗎？」會有這類的感覺吧？

依據不同場合會有不同情況，像是講著已經跟別人確認過好幾次的事情，讓你感到厭煩；一起去玩的時候，待在廁所的時間長到令人生氣。其實，強迫症患者跟感到厭煩的旁人（尤其是家人）常會有爭執。

然而，強迫症是疾病，而且只在能夠放鬆的環境下才會治癒，所以一直吵架會讓病情越漸惡化，這樣下去是不行的。

那假如朋友罹患強迫症，該怎麼應對呢？這裡有四個重點告訴你。

首先，**第一個重點是「不取笑朋友的行為」**。

你的朋友其實也注意到自身行為很奇怪。但因為過於不安，無法停止奇怪的行為。他也很努力了。就是因為這樣，我希望你別取笑朋友是個「行為奇怪的傢伙」。

他們之中，有人會為「無法不做愚蠢的事」感到丟臉，而向眾人隱藏自己的症狀。因為任誰都不喜歡被當作是怪人吧。十四歲的青少年應該更是如此。

第二個重點，「不斥責朋友的行為」。

為朋友著想的你，或許會想辦法讓他們停止奇怪的舉動而斥責他們：「搞什麼啦！不要做這種事啦！」

為朋友著想的心情雖然純粹，但不要去斥責對方。這會讓你的朋友感到非常難過。

我提到很多次，無法停止奇怪行為而最感到痛苦的人，就是他們自己了。向他們搭話時，別用斥責的方式，而是告訴他們：「這麼焦慮真的很痛苦吧」，以撫慰他們的難受。

第三個重點，**「不要向朋友說理」**。

罹患強迫症的朋友，可能會向你詢問好幾次他感到焦慮的事。而老是回答同樣的問題也頗辛苦。因為朋友沒那麼容易就想通。而且，在這其中絕對會有你無法斷言告訴他不用擔心的問題。

舉例來說，像是「家裡應該不會發生火災吧？」雖然覺得沒事但沒辦法斷言「絕對不會」。這時，為了要幫他減輕不安，就算告訴他「不會啦」，他肯定也不會接受。然而，也沒有必要告訴朋友，每年會發生多少件火災事故，計算出火災發生的機率。即使告訴他發生的機率有多低，但答案也絕不會是零。有時的確會發生不幸的事啊。

我希望，你能先知道的是，朋友想要的不是「道理」或「證據」，而是「安心」。所以你也不要用道理去說服他，只要告訴他：「雖然我覺得不用擔心，但這或許不是絕對的。就是這樣你才很不安吧。但我們就相信會沒事的」就好。

最後一個重點，**「當你對朋友的行為感到焦躁，就試著保持一些距離」**。

並不是討厭朋友，也明白這樣的行為是生病使然。但看到反覆做出奇怪行為的朋友，有時也會感到煩躁。這時，沒有必要因為「對方生病了」就強顏歡笑而過度忍耐。這樣不僅無趣，而且當你無法再忍耐下去時，終究會不禁對朋友講出難聽的話。

所以，當你感到煩躁，就先拉開一些距離，讓自己冷靜下來吧。

告訴對方「我去一下廁所」是個還不錯的方式啦……如何？

4

憂鬱症——心情低落、全身倦怠的疾病

你有沒有過認真戀愛卻被果斷分手的經驗呢？應該有些人回答有，有些人回答還沒有吧。青少年時期的戀愛，原本幾乎就是相遇與分手這樣的一個組合。把這些當作寶貴的人生經驗，等到成年後，這些便是帶著酸甜而苦澀的回憶。

然而，被甩的瞬間沒辦法說是酸酸甜甜，而是相當難受且痛苦的感覺。

你肯定會有著深深的失落感。一整天愁思著自己到底怎麼了。想要集中精神也沒辦法，就連讀書也很難專心。食不下嚥，晚上因想不開而無法入睡。搞不好還會認為自己的人生就此結束，考慮要不要一了百了。

不只失戀，在你們有生之年肯定還會遇到一些讓你們難受的事。而且這種時候，心情低落也是自然反應。然而，時間可以沖淡一切，不知不覺間你也會恢復精神。

但遇到難過的事時，心情持續低落就要留意了。甚至明明沒有壓力，不知為何低落的心情一直湧現，那可能就是疾病的徵兆。

我們先來看看麻衣的故事。

心情低落的麻衣

國中二年級的麻衣，和從事護理師工作的母親兩人一起生活，她並沒有手足，喜歡追求時髦的她，從小就對流行時尚很有想法。

這樣的麻衣對父親沒什麼記憶。當她還在媽媽肚子裡時，父親就因車禍去世。所以母親生完麻衣後，馬上就得在醫院開始工作。

「能一邊工作一邊照顧小孩嗎？」

媽媽相當擔心，但所幸進入幼稚園很順利。而且，住在附近的爺爺奶奶也都硬朗，常常幫忙照顧麻衣。尤其胖胖的爺爺是個開朗的人，會帶著麻衣到處遊玩。所以，就算麻衣沒有爸爸，也不會感到太寂寞。

在當地小學畢業後，麻衣進入一所私立的完全中學。從以前就很時髦的麻衣因為喜歡這間學校的制服，便向媽媽央求進入就讀。

對媽媽而言，學費是個令她頭痛的問題。可是因為經濟的關係而不能去想去的學校，這也會讓做母親的感到懊悔。結果，媽媽決定比之前上更多的夜班，這樣就會有夜班津貼。對於為自己做到這種地步的媽媽，麻衣由衷感謝。

單程就必須坐公車跟電車一個小時以上才能到學校，所以早上七點就得出門。加上麻衣是女孩，可不能頂著一頭亂髮就去上課。準備也需要花時間。然而麻衣早上爬不起來，小學時就常睡到快要遲到才起床。於是，每天早上六點起床就成了她的例行公事。

這所中學並不是升學率高的填鴨式學校，所以在讀小學時本就對讀書沒什麼興趣的麻衣也能考上。話雖如此，小學跟國中的學習內容與速度並不相同，功課也很多。

尤其，教數學的男老師相當嚴格。

「理所當然要預習功課」是他的口頭禪。上課時也會突然點人，要學生把答案寫在黑板上來授課。如果不願上台寫答案或算錯答案，不但會被罵，功課還會變成三倍。這對不擅長數學的麻衣來說，就好比身處地獄。

另外，這間學校也規定全部的學生要參加社團活動。麻衣不怎麼擅長運動，於是她就隨意加入了管樂社。

但學校的管樂社是每年都會在比賽中拿下金牌的知名社團，練習上也很嚴格。每天放學要練習到晚上七點，週末六日也沒有休息。

「真沒想到管樂社就跟體育類的社團一樣操啊……」

在心中嘟囔抱怨的麻衣還是這樣度過每一天。

練習結束後回到家已經超過八點了，還要吃晚餐跟洗澡。媽媽上夜班時，洗衣服和打掃浴室等家事也得麻衣自己來。

沒時間看最喜歡的歌唱節目，而且還得預習功課。把這些事全部搞定後，大概一天也結束了。

「好累喔……」

但這是自己想要去的學校，而且媽媽為此還努力上了夜班。麻衣為了不讓媽媽看到自己非常疲憊的臉，十分注意著。

麻衣持續過著這樣的日子，就在升上國中三年級的四月，發生了一件令人哀傷的事。本來相當健朗的祖父突然撒手人寰，原因是心肌梗塞。

「爺爺走了。」接到媽媽從上班的地方打來的電話時，麻衣還不知道發生了什麼事。

「明明上個星期天爺爺才拿櫻餅過來給我們的……」

急忙趕到醫院時，爺爺已經走了。奶奶跟媽媽在爺爺的大體旁哭泣著。麻衣感到這一切都好不真實，呆呆地站著。

此後，麻衣漸漸對一個問題深思起來。「爸爸、爺爺……兩個人都突然走了……媽媽沒事吧？如果媽媽也走了，那我該怎麼辦？」光想到這點就令她害怕不已。早上從家裡出門時，她腦袋閃現過這些念頭。跟媽媽講這些也無濟於事，只會讓媽媽感到困擾罷了。所以，麻衣並沒有把這想法說出口，默默地持續去上學。

進入六月後，麻衣發現自己的異常。

「好不舒服……」

也不是因為努力運動，身體才會痠痛，但脖子跟背都好痛。

「是不是讀書讀過頭了啊？」

但之前也沒有發生過這樣的事。

身體出現了更奇怪的狀況，就是「沒有食慾」。就算看到最喜歡的炸雞，她也不想吃。看到便當沒有吃完的麻衣，朋友笑著問：「妳在減肥喔？」但麻衣也沒有打算減肥，只是吃不下而已。

媽媽看到麻衣一臉疲態且消瘦，便把她帶到常去的小兒科就診。不過，檢查時沒有看到任何異常。醫生只是說：「沒有什麼問題，也許是壓力吧。」

「如果是壓力，休息後就沒事了吧？」

但麻衣無法休息。從國中一年級開始就帶他們班級的數學老師很煩人，還有社團也快要去比賽了。家事雖然可以讓媽媽來做，但麻衣還是得持續像之前那樣生活。

之後，她的情況變得更嚴重了。首先，她無法專心於課業上，就算想集中精神也沒辦法。課本的同一頁不管看幾個小時，都進不去腦袋裡。

另外，明明已經非常疲累，晚上卻怎麼樣都睡不著。就算睡著了，一整夜也會醒來好幾次。有時甚至一夜無眠。每次半夜醒來，總會有種無法言喻的不安感。這時，麻衣就會爬進媽媽的棉被裡直到早上。她感到很不安，沒來由地寂寞。

奶奶告訴媽媽，因為在麻衣小時候媽媽就在工作，不在她的身旁，才會那麼寂寞吧。媽媽回想起自己帶著麻衣的日子。

「是不是給她的愛不夠呢？」、「還是沒有爸爸在身邊就不行呢？」各種想法讓媽媽也因此煩惱起來。

有時，媽媽為了轉換麻衣的心情，購買她喜歡的歌手的演唱會門票，母女一起去觀賞。要是以前的麻衣總是興高采烈，雀躍不已。但現在的麻衣卻一臉疲憊，無力的笑容中充滿歉意，僅是告訴媽媽：「謝謝媽媽，但我不想去。」

麻衣好討厭對於沒辦法回應媽媽心意的自己。但她的心情很低落，身體也不怎麼舒服。

「為什麼我這麼差勁啊？」這個想法深植於麻衣心裡。她覺得很難為情，甚至出現了想死的念頭。

最後，麻衣早上起不來，也沒辦法去上學了。她並不是討厭學校，也知道自己非去上學不可，只是真的沒有力氣。不管怎樣她就是動不了，因此陷入不登校（譯註1）的狀態。就這樣，麻衣終於去精神科就診。

什麼是憂鬱症？——相當多人得到的疾病

麻衣是因為「爺爺去世而備受打擊」嗎？

不是的。麻衣被診斷出是罹患了「憂鬱症」。

所謂憂鬱症，是由於持續「心情低落，不管對什麼都沒有興趣」的狀態，對日常生活造成障礙的疾病。

若接受治療，40%的人三個月內可恢復精神，甚至一年之內高達80%的人可恢復。但這個疾病如果勉強自己則容易復發。罹患過憂鬱症的人大約有半數會復發。

讀了麻衣故事的你，或許會覺得，麻衣只是如同小兒科醫師所說，「壓力」造成精神低迷罷了。

確實，麻衣最喜愛的爺爺離世，這造成她壓力龐大，也是憂鬱症發病的起因沒錯。然而，光是這樣沒辦法說明麻衣的狀態。

譯註1：不登校意指不到學校出席的狀態。也稱作「拒絕上學」。在日本說到「不登校」，研究者、專家、教育相關人員之間並沒有全國性統一的定義，而有著多種意涵。精神醫學專家清水將之在一九六八年於日本兒童青年精神醫學學會初次使用此詞彙，而對於生病或貧困、不正當行為等原因則沒有歸類於「不登校」之中。相對於「缺席」是以一天為單位，「不登校」則多指任意（不特定）範圍的時期。

因壓力而心情沮喪，隨著時間經過，自然會恢復精神，一點一滴地回到以前的狀態。但麻衣的情況是，就算過了一段時間，精神仍舊很難提振起來，反而心情更低落了。這就是判別是單純的心情低落或憂鬱症的重點之一。

何況，如果是單純的低落，散散心就會好很多。而麻衣卻對最喜歡的歌手的演唱會也失去興趣。這就表示她不是單純的沮喪。

而且，麻衣的身體還越漸疲勞，覺也睡不好，思考能力也下降，這看起來不大像是單純的沮喪，而是憂鬱症常見的症狀。

憂鬱症是很多人都有的疾病。一般來說，在美國一年有7%的人罹患憂鬱症，而日本則是一年2．7%。男女比較的話，則是女性較易罹患憂鬱症。原本一般認為是三十至四十歲左右的人較會罹患憂鬱症，但也有資料顯示，十八至二十九歲罹患憂鬱症的機率是六十歲以上者的三倍。另外，專家發現，十四歲的青少年也會罹患憂鬱症。

憂鬱症、雙極性疾患有什麼症狀？

在此整理具代表性的憂鬱症症狀：

(1) 持續心情沮喪「一整日」。

(2) 持續「一整日」對所有活動都興趣缺缺且不開心。

(3) 沒有食慾而消瘦（有時則是變胖）。

(4) 無法入眠（有時則睡太多）。

(5) 你焦慮得靜不下心或心不在焉到「別人一看就知道」。

(6) 非常疲累，什麼都不想做。

(7) 覺得一切都沒有價值，強烈苛責自己。

(8) 思考能力、集中力、決斷力都下降。

(9) 想死。

以上所有症狀都出現在麻衣身上了。

(1)～(9)的症狀之中，必定包含(1)的抑鬱心情與(2)的「興趣、注意低落」這兩者的其中之一，而且有五項以上的狀態持續「二週以上」，對於社會生活造成障礙者，便會確診是憂鬱症（根據美國精神醫學學會的診斷標準DSM-5《精神疾病診斷與統計手冊第五版》）。

讀了憂鬱症的症狀後，也許有人會覺得，「我早上要去學校時，心情也會變得低落，而且沒什麼心思念書，那應該也是得了憂鬱症吧？」但是，「星期六、日不用去學校就很有精神」或「只熱中於線上遊戲」這一類人首先就不會是憂鬱症了。

憂鬱症的特點是「一整天都沒有精神」、「對所有事物皆感索然無味」。進一步說，就算有人會說「我好不安」，但旁人見到他跟平常沒什麼不同，也不會判定為憂鬱症。

順帶一提，相較於大人，青少年多半不會出現這些典型症狀。總的來說，比起心情低落、睡不著或食慾不振之類的「身體症狀」，還是躺著不動等「行為變化」多半較為顯著。而且，有些人並不是沮喪失落，而是感到強烈的不耐煩、容易發脾氣。另外，比較多的人是出現類似憂鬱症的症狀，並不是憂鬱症，只是某種壓力而造成暫時性的沮喪狀態。

還有，呈現憂鬱狀態時，也必須考量到另一種疾病的存在，那就是「雙極性疾患」。接下來大致解說何謂「雙極性疾患」。

雙極性疾患以前被稱作「躁鬱症」。就如其名，患者會週期性地反覆出現情緒高漲的「煩躁狀態」還有「憂鬱狀態」。但並不是躁期、憂鬱期、躁期、憂鬱期這樣按規則反覆出現，多半是不規則的。另外，躁期跟鬱期之間有時也會有正常的狀態，而且各自的時期長短也不相同。

此外，很多情況是只有出現煩躁狀態而最終也有憂鬱狀態，所以稱為雙極性疾患。

雙極性疾患分成躁症程度重的「第一型雙極性疾患」或躁症程度輕的「第二型雙極性疾患」等。

於雙極性疾患的憂鬱狀態，其症狀跟「憂鬱症」完全一樣，所以當疾病一開始的發作是憂鬱狀態的話，很難分辨是否為憂鬱症。當出現躁症時，才會發現是雙極性疾患。

因此，麻衣倘若不是憂鬱症，未來可能會是雙極性疾患。

比起憂鬱症，雙極性疾患發病的時間點多半是在患者年輕時，像是第一型雙極性疾患平均在十八歲發病。正因如此，看到年輕人出現憂鬱狀態時，精神科醫師雖會視為憂鬱症加以治療，也會一直留心雙極性疾患的可能性來調整。

這裡介紹躁症的症狀。

首先是持續異常亢奮的狀態，一下放得很開，一下易怒。另外，確診的必需條件是，過動狀態持續一週以上。順帶一提，當症狀達到必須住院治療的等級時，不需經過一週，也可接受診斷（根據美國精神醫學學會的診斷標準DSM-5）。

棘手的是，處於煩躁狀態的人一般不會覺察到自己已經處於病態。所以，就算旁人勸他去就診，他們大概也不會接受，便造成了問題。

還有常見症狀如下：

(1)認為「自己是特別偉大的存在」。

(2)睡不著，而且也不想睡覺。

(3)說個沒完沒了。

(4)越來越會想到什麼說什麼。

(5)注意力渙散。

(6)想到什麼就打算快點去實行。

(7)揮霍無度，或性方面出現問題行為。

因為這樣的症狀，使得工作以及與人交際不順利，對社會生活造成障礙的情況，就會判定為躁症。

雙極性疾患在治療方面主要是使用讓心情安定的藥物。

另外，強烈亢奮的狀況會合併使用在下一節會介紹的思覺失調症之治療藥物——抗精神病藥物，而睡不著的時候也會合用安眠藥。最近研究發現，作為抗精神病藥來使用的藥物對雙極性疾患也有效。

順帶一提，憂鬱症的治療藥物抗憂鬱藥，不建議使用於雙極性疾患的憂鬱狀態。尤其一般認為，在沒有情緒穩定劑的情況下使用抗憂鬱藥，憂鬱狀態會一下子就變成煩躁狀態，或是容易演變成躁狂與憂鬱頻繁交錯的「快速循環」。也就是這樣，判別憂鬱症與雙極性疾患才如此重要。

當然，重點不是只有藥物的使用。就算使用多少藥物，如果沒有充分休養也不會恢復。尤其處於躁期時，對於周圍狀況會相當敏感且容易有所反應。所以，必須要避免與很多人交流，在靜謐的環境下休養。依據情況，也需要住院。

那麼，現在回到憂鬱症的話題。

不只有雙極性疾患，很多疾病的症狀也與憂鬱症相似。因為身體疾病的影響而憂鬱，或是所服用的藥物造成心情沮喪。所以嚴格禁止由非專業人士診斷，而是需要交給專門的精神科醫師診斷。

聽到精神科醫師，或許很多青少年會驚訝。雖然習慣去小兒科，但大部分的人應該沒有去過精神科就診。

然而，「術業有專攻」，心理疾病就要找精神科，而不是小兒科。麻衣一開始去的是小兒科，我想她在那個階段時憂鬱症的程度還算輕微。但如果那時就開始好好治療，她的憂鬱症不會惡化到這種地步。可是，麻衣並沒有接受治療，還勉強自己繼續下去，所以她的憂鬱症才難以治癒。

憂鬱症有時被稱為「心靈的感冒」。而真正的感冒要是為難自己也不會轉好，難以治癒。憂鬱症也是如此。所以，及早治療是很重要的。

倘若憂鬱症惡化，最令人擔心的就是想死的心情高漲。麻衣也是如此。有些人也真的因此自殺。其實，每年在日本有兩萬人以上自殺，其中最多的原因之一就是憂鬱症。

及早治療，便可拯救性命。

導致憂鬱症的原因為何？

麻衣的母親煩惱是不是因為自己的教養方式，造成麻衣罹患憂鬱症。但憂鬱症並不是因為教養方式而罹患的疾病。

其實，憂鬱症和其他心理疾病一樣，已經知道是大腦機能出現問題而發病。具體來說，一般認為是，腦細胞與腦細胞之間傳遞訊息的神經傳導物質血清素或正腎上腺素之類的運作變得衰弱而發病。

麻衣自己也有誤解，憂鬱症絕不是弱者才會罹患的疾病。是由於大腦生病，所以誰都有可能得到。要先明白，這跟當事人的性格或心理素質無關。

這樣的大腦機能異常，在什麼時候容易發生呢？

事實上，容易發病的程度在出生時就已經決定了。所以，當然有些人就算沒有任何契機，也會發病。雖然是理所當然的事，若再加上龐大的壓力，則更容易發病。

進入私立中學後，麻衣的生活步調突然改變，為她的大腦帶來龐大的壓力。因為，學習方面嚴格，而社團活動忙碌到就連假日也不停歇。還有，去學校也很費時，並且要替夜班增加的母親多做家事。

結果，早上得早起，晚上又得晚睡，導致睡眠不足。麻衣的大腦一直轉個不停，超過負荷。

麻衣如願進入自己想去的學校，但也明白這對母親造成了負擔，無法訴苦。所以，無法喘氣的她積累了疲勞。

其後，祖父驟逝是其關鍵。對於因車禍而失去父親的麻衣來說，堪比父親的祖父驟逝一事，不只是難過而已。她想到，現在健康的媽媽總有一天也會突然不在，只剩下她一人，這是多麼可怕的事。

疲累的大腦受到窮追猛打，致使機能終究出現問題。這就是麻衣患上憂鬱症的機制。

憂鬱症是大腦機能的疾病，而壓力就是引起異常的起因。

要做什麼治療？

關於憂鬱症的治療，有以下三大重點：「討論商量」、「調整身體狀況」，還有「服用藥物」。

一旦罹患憂鬱症，會有什麼事都往不好的方向思考的傾向。麻衣沒有找人商量，一個人悶悶不樂煩惱著。但就算一個人懷抱這些煩惱也沒用，也容易鑽牛角尖。所以，憂鬱症的治療就是不要積累焦慮，跟醫生或家人討論來得比什麼都還重要。

調整身體狀況也是非常重要的。

以前會說，憂鬱症的治療就是要「休養」。但近年來，有越來越多精神科醫師認為，完全傾向休養也不大好。憂鬱症嚴重時，如果情況是完全不能動彈，那也許沒辦法，但可能的話，「要避免長時間賴在床上，調整生活作息」，或是「持續走路之類的輕型運動」。還有，雖然是成人，也要「戒酒」之類。重點就是要調整身體的狀況。

當然，不用說，確保晚上充足的睡眠時間，適量取得營養也很重要。

使用於憂鬱症治療的「抗憂鬱藥物」，會調整血清素或正腎上腺素之類的流動。跟以前相較，最近持續開發出安全性高的藥物。當然，青少年必須要比成人更留意副作用而謹慎服藥。

再進一步說，一般認為，抗憂鬱藥物對於輕度憂鬱狀態的人，尤其是對於年輕人的效果普通。

而且，對於在年輕人中不太會出現的重度憂鬱症患者而言，比藥物治療更為有效的是「電痙攣治療」，只是實施此療法的醫療機構較少。

不管如何，再怎麼服用藥物，如果沒有調整身體狀況，大腦機能也不會恢復。

「服用藥物並調整身體狀況」，也許你已經察覺到了，簡單來說，憂鬱症也好、身體病痛也罷，治癒的方法完全一樣呢。

事實上，麻衣也服用了抗憂鬱藥物，暫時休學而專心於靜養上。為了不是只賴在床上，也採取了些簡單的運動。一開始懷抱著會被大家遺棄的想法而沮喪消沉的麻衣，逐漸恢復了健康。疾病或藥物的問題就向醫生請教，學習或社團活動就找老師討論，而想念離開的祖父時，就和媽媽或祖母盡情暢聊。

現在，麻衣已經是個高中生了，由於是完全中學，所以考試只是形式而已。為了確保有充足的睡眠時間，她在高中沒有加入社團。這也沒辦法。但學習方面最近已大幅跟上。不變的是，她還是不擅長數學。可要是勉強學習又會復發，那就賠了夫人又折兵了。所以聽說基本上是「讀書適可而止就好」。

關於藥物，為了防止復發，仍持續使用中。減少用量是之後的事，決定等高中生活結束後再來考慮。高中生活本來就忙碌且壓力大，如果復發就跟國中不一樣，得留級了，還是打安全牌比較好。

當朋友罹患憂鬱症，該怎麼辦？

朋友罹患憂鬱症，開始請假沒去學校，建議你一開始先不要打擾。但你一定會擔心，想要藉由SNS聯繫。因為不想要讓朋友獨自一人，對吧？這時，可以的話，希望你傳一句「等你恢復後再回覆我就好」的訊息給對方。憂鬱症嚴重的時候，甚至要他們回覆訊息都是令人感到痛苦的。而且傳送好幾次訊息或半夜傳送訊息，會讓他們沒有時間好好休養，所以必須留意。

當然，朋友住院時，一開始也要斟酌探病的次數。你去探病時，或許朋友會為了回應你的心意，微微一笑地歡迎你來。但可別忘了，為了要擺出笑容，朋友其實消耗了很大的能量。也就是這樣，最好要斟酌探病的次數。

憂鬱症是想要打起精神卻無法做到的疾病，所以用對待一般沮喪的人的方式來應對是行不通的。尤其，鼓勵也得費心。

一般而言，朋友如果沮喪，會為了給予他們勇氣而說「加油喔！」、「振作一點啦！」對吧？但這聽在憂鬱症朋友的耳裡，是相當難受的。憂鬱症本來就是連一直躺著都難受的病症。以車子來比喻，就是汽油耗盡的狀態。要他們「加油」，就像要汽油耗盡的車子「跑起來」那樣。因此不宜隨便亂說話。

而且，當朋友聽到「加油」，就會不禁覺得沒辦法努力的自己「很丟臉」。也許會苛責自己，無法回應期待，因此情緒會變得強烈。這樣一來，原本想要鼓勵對方的美意卻成了反效果。

鼓勵也有訣竅。重點就是，給予他們回應如下：「我聽說憂鬱症是一定會轉好的喔！」並且好好展現你相信這點的模樣。然後，告訴對方：「對我來說，不管你有沒有憂鬱症，依舊是我的朋友，一切都沒有改變。」展現出願意陪伴受困於憂鬱症朋友的樣子。我認為，讓朋友不感孤單，是只有你才能夠做到的事。

此外，想讓朋友打起一點精神的話，「找他玩」並非最佳方式。為什麼？因為遊玩也需要能量。感受到你善意的邀請，朋友無法拒絕。所以不管怎麼樣都會勉強自己配合，但這樣子病就不會好。或許你的朋友會感到「好玩」，但玩耍後卻會留下疲累。於是，導致治癒效果不佳。希望你能明白。

當爸媽罹患憂鬱症，該怎麼辦？

憂鬱症是非常多人都會有的疾病。所以你的父母可能也會罹患憂鬱症。這時你該怎麼辦才好？

讀到這裡的你，應該已經了解，不可以緊迫盯人地要求「爸爸，加點油啦！」或「媽媽，別偷懶喔！」

因為憂鬱症的關係，就算沒事也會責備自己。而且，無法動彈這點對當事人來說比誰都還要難受。如果被自己的孩子責備或取笑，父母會深感抱歉。這樣的話可不行。

可是，一旦看到爸媽一直在家裡還一直賴在床上，就算明白那是憂鬱症造成的行為，最後也會累積不滿，覺得「老是在那邊翻來覆去」。這種時候，要自己忍耐下去也很難。不滿在心裡越漸擴大，而過分積累的不滿終究會有爆發的時候。

因此，找到能夠訴苦的對象是很重要的。

多數人聽到別人訴苦，心情也不會太好，但先告訴對方：「我現在很煩惱。不好意思，如果可以，你願意聽我說說話嗎？」之後再開始講，比較不會讓人反感。當然，別人聽完你訴苦後，記得要跟人家說句「謝謝你傾聽我的煩惱，我真的好開心喔」才行。

擁有什麼話都能夠講的朋友真的很好，但爸媽生病的事仍舊很難開口。我想，也有很多人想要隱瞞事實。這時，如果能跟另一方家長或手足傾訴，也是一個方法。不過，訴苦往往跟說難聽的話或背地裡講壞話有關，可能家人也不想聽。家裡空間小的話，也可能會被當事人聽到。

所以，你要積極地向周圍的大人求援，尤其他們的工作是跟你有關的大人，跟他們聊聊也是一個方法。具體來說，就是班導或保健室老師、學校諮商師、補習班老師之類也行。就嘗試找一個似乎可以懂你心情的人聊聊吧。

總之，要知道，一個人獨自忍受是最不好的。

當父母的憂鬱症發作時，你絕對要注意的一點，就是憂鬱症可能會導致自殺。這是最可怕的。所以，當父母罹患憂鬱症時，我希望你先告訴他們一句話：「爸爸（媽媽），只有自殺是絕對不可以的，你就答應我這件事就好。」

也許你會想，你當然不希望爸媽死掉，這還需要特別告訴他們嗎？但當他們罹患憂鬱症時，你的父母就沒有自信你仍由衷希望他們存在了。所以，我希望你說出口，希望你告訴他們「不要自殺」。這會是他們考慮自殺時，令他們打消念頭的重要「牽絆」。

順帶一提，雖然父母罹患憂鬱症，也沒有必要過度鞠躬盡瘁。還是青少年的你，為了自己的事就已經很努力了。讀書、社團活動、戀愛與友情……需要投入的課題堆積如山，本來就沒有照顧父母的餘裕了。也就是這樣，無論父母有沒有憂鬱症，你都要充分享受現在，讓生活過得充實。

由於在乎罹患憂鬱症的爸媽臉色，想要裝作異常地開朗活潑，或是硬要裝作一臉不開心，但這些都不用去做。我希望，你只要「做自己」就好。

5

思覺失調症——將幻覺或妄想當作現實的疾病

世界上有著許多從過去流傳至今的神祕故事。

「明明沒看到人影卻聽見聲音」、「人的模樣突然改變了」、「難以置信的不可思議經驗」，這些有時會被看作是來自神明的啟示，是人們畏懼或信仰的對象。這麼想來，也有人視為是惡魔或女巫所為，甚至是靈魂的詛咒，而避之唯恐不及。某些人相信妖怪的存在，也有某些人認為是被狐狸或蛇、甚至犬神之類附身。

即使在現代，這類型的故事就算改變了形式，仍舊存在著。外星人、靈媒、超能力者、政府的間諜組織、各式各樣的祕密團體，取代了狐狸或蛇的角色。還有些人相信，電磁波、網路、竊聽器之類的科學技術遭到不當的使用。

從古至今，全世界皆有人體驗過這些不可思議的經驗。然而，翔太肯定沒想到自己竟也會有這般的經驗。

聽到謠傳的翔太

「哇！哇！」

翔太出生於當地的婦產科，體重三千一百四十公克，是個圓圓胖胖的小嬰兒。雖然文靜，但容易與人親近且總是笑嘻嘻的翔太，在備受疼愛下長大成人。

翔太居住的社區裡，有很多年齡相近的男孩子，大家會一起踢足球、玩牌、玩遊戲之類……

「給我做功課！」不管媽媽怎麼講都沒用，翔太小學放學後，就開開心心地到位於公園的老地方跟大家集合，一起玩到天黑。這樣當然成績不好，但他也不怎麼在意。

愉快的小學生活轉眼就過去，翔太升上國中，變了聲，個頭也長高了。社團則參加了軟式網球社。

社團活動很忙碌，跟朋友聚集在公園遊玩的次數自然也減少了。但他卻也依舊不念書。

揚起眉毛的媽媽，生氣地告訴翔太：「給我念書！考試成績爛，我就減少零用錢！」翔太看了媽媽一眼，依然故我，每日熱中於遊戲。

國中要學習的內容跟小學大不相同，相當困難，尤其數學特別棘手。

「某間國中全校學生有五百五十人，男學生占8％、女學生占6％，合計三十八人加入軟式網球社。請回答男女學生各是多少人。」

在第二學期的期中考時，翔太僵在考卷前。

（唔，這是什麼啊……）

完全看不懂。但周圍的同學每個都奮筆疾書。

（死定了……）

翔太急了。「成績要是掉下來，我就扣你零用錢」，媽媽的話閃過腦海。

這時，他看向前方，看得到坐在前面的亞美的考卷。亞美是全班最會念書的，她已經寫完考卷，趴在桌上休息了。

（怎麼辦啦……不可以作弊啊！但零用錢被扣真的很討厭欸……下禮拜新遊戲就要上市了……）

苦惱一番後，翔太終究還是作弊了。慶幸的是，監考的班導並沒有發現這件事。

兩天後，成績公布了。

「這次考滿分的有兩個人，亞美跟翔太。」

「哦?!」全班騷動起來。

「翔太你挺厲害的嘛！」

面對周圍同學的嘲諷，翔太露出了一言難盡的笑容，內心懊悔不已。

（我做得太超過了！）

這件事媽媽當然也知道了。「你什麼時候讀書的呀？媽媽好開心喔！我買遊戲給你當獎賞吧。」

看到媽媽開心的模樣，翔太沒辦法坦白真相。他陷入了困境。十二月有期末考正等著他呢！遲早會露出馬腳。座位也已經換了。亞美現在換到最後面的位子。

之後，翔太拚命讀書讀到深夜。但這就是長年以來偷懶所賴下的「帳」。數學不管怎麼讀，就是搞不懂。有時還讀到凌晨三點。但沒時間了。結果是徒增焦躁。

翔太漸漸感覺到強烈的疲憊，無法集中精神，再怎麼讀都讀不進腦子裡。想著也許是太拚了，不如早點上床睡覺，但奇怪的是頭腦卻很清醒而無法入睡。時鐘的聲音以及天花板、地板傳來的聲響不可思議地都聽得一清二楚。而且還湧現了一股無法言喻的焦躁。

最後就算多麼努力，期末考的成績還是很慘。比起期中考還更低分。

「畢竟你也努力了嘛！」

對於媽媽的安慰，翔太什麼都沒有回應，只是把自己關在房間裡。不知怎的就是沒有幹勁，洗澡刷牙他都覺得很麻煩。要是媽媽沒有叫他去洗澡，他就好多天都不打算洗澡，也不怎麼講話了。

雖然去學校，但也懶得跟朋友聊天。而奇怪的是，就算在班上，周圍的嘈雜聲總是不絕於耳。與之前相較，他變得對聲音相當敏感。以前不會注意到的細碎聲音都會竄入耳裡，令他非常難受。

一月，翔太聽到了他最不想聽到的話。

「作弊。」

坐在教室裡的翔太，耳邊突然恍若有人低語著。他慌張地巡顧四周，沒有一個人在看他，大家各自玩得很開心，像往常一樣談天說地。

（是誰啊……）

肯定有人知道我作弊。翔太感到害怕，摀起了耳朵。但在那天後，他什麼也沒聽到。

不過，這才只是剛開始而已。

在那之後，他偶爾會聽到「那個聲音」，漸漸變大、漸漸變強，聲音的主人增加至兩人、三人。

「翔太作弊！」

「這傢伙有夠奸詐！」

「還會再作弊吧？」

「白痴！」

「去死一死算了！」

「去死啦！」

在他腦中有好多人謠傳著自己的事情。

「吵死了！」翔太突然大叫。同學們都嚇了一跳，溫柔地問他：「怎麼了？」但翔太什麼都沒回答。因為他覺得，親切搭話的同學其實都在背後取笑他。

因此，翔太向學校請了假。春天過去，即使是悶熱的季節來臨，他也絕不打算去學校。翔太把自己關在房間裡，也不打開窗簾。

而就算在自己的房間，翔太還是聽得到那些嘲笑的聲音。大家刻意聚集在他房間的窗外說那些話吧？可翔太好幾次打開窗戶，沒有任何人在那裡。

（知道我會開窗肯定就躲起來了吧？但到底為什麼他們會知道我什麼時候開窗啊……對了！）

翔太突然確定了一件事。

（他們在偷拍我！）

他把房間裡的書桌抽屜全部翻倒在地上查找了一遍，但什麼都沒找到。仔細看了牆壁、天花板，也沒找到鏡頭。

（牆壁裡面好可疑。）

翔太開始咚咚地敲打牆壁。

「你到底在幹什麼！」

爸媽進到了翔太的房間。

（咦？時間也太剛好了吧？奇怪……啊！這兩個人不是我爸媽，是有人假扮的！）

翔太覺得，自己一口氣解開了所有謎團。

「你們也是壞蛋吧！」他大叫著，突然衝出了家門。一輛黑色汽車停在他們家前面。

（這也是壞蛋，把我媽換掉並且監視我的組織。）

他慌張地轉進巷子裡，一路奔跑著。然而，對面走來一對情侶。

（這些肯定也是壞人。）

「翔太！給我站住！」

假裝是他爸媽的人正在後面追趕著他。

翔太被追到無路可退，已經沒辦法逃了。於是他選擇放棄，呈大字形地倒在地上……

什麼是思覺失調症？

爸媽將翔太帶去精神科就診。翔太百般厭惡地喊著：「我才沒有病！」精神科醫生診斷出翔太罹患了「思覺失調症」。當然，爸媽是真的爸媽，也沒有竊聽器或偷拍鏡頭藏在他房間裡。針對翔太的祕密組織之類的也不存在。不僅如此，還沒有任何人知道翔太作了弊。

思覺失調症是整合思考或心情的「統整」機能暫時「失去了協調」，絕非罕見疾病。一般而言，每一千人中有三至七人在一生裡會得到這樣的病症。

然而，幾乎沒有人在小學時期就得到這種病症。但從國中起，就有些人一點一點地發病。特別是過了十八歲，開始一個人住的時候，會增加發病的可能性。反而過了四十歲，發病的人數則會減少。

無論男女容易罹患這種病症的程度都相同，但發病年齡女性比男性稍微大一點，症狀也較輕微。似乎是女性荷爾蒙會防止疾病惡化。

這種病症從以前就常見於全世界，像是被當作是被惡魔或狐狸附身，在中世紀則有些人被當作女巫而遭到處刑。順帶一提，大家都知道納粹虐殺猶太人，而最一開始遭到虐殺的，是以思覺失調症為首的心理疾病患者。

思覺失調症有什麼症狀？

具代表性的思覺失調症症狀有以下五個：

(1) 妄想

所謂妄想就是「對於不可能的事情深信不疑」。就算被說很奇怪，也絕不改變想法。而翔太的情況是，他深信「大家都是壞蛋，正在監視自己」，還有「爸媽是假的，被掉包了」。這就是妄想。

順帶一提，例如基督教教徒相信天地是由神所創造的，這不會被判定成是妄想。因為這是作為宗教思想被認定的。同樣地，相信毫無科學根據的血型占卜也不會被稱作妄想。這是文化的問題。甚至，小孩子相信「長大後可以成為超人力霸王」，也只是純真的幻想；相信「喝醋可以讓身體變得柔軟」也不是妄想，不過是迷信罷了。

而就算同樣是思覺失調症，妄想內容其實也各式各樣。具代表性的有：深信別人會迫害自己的「被害妄想」，或是周圍所有事物都跟自己有關的「關係妄想」。還有，覺得自己被什麼追著跑的「被控制妄想」，或者認為自己被某人監視的「被監視妄想」。另外，深信自己有特別血統的「誇大妄想」、深信自己的家族不是自己真正家人的「虛無妄想」、深信自己是偉大存在的「自大型妄想」、深信自己受到異性喜愛的「情愛妄想」等。

翔太的情況可看作是被害妄想以及關係妄想、被監視妄想、虛無妄想。

(2) 幻覺

幻覺是「感受到實際並不存在的東西」。和看錯或聽錯的「錯覺」不同，是覺知到「不存在於那裡的東西」。

思覺失調症的幻覺之中，最多的是聽得到虛幻聲響的「幻聽」。

其實有研究指出，聽到單純的雜音或音樂、聽到有人呼喚名字這樣的現象，十四歲的青少年中15％左右的人有過這樣的經驗。這是常有的事，但這樣的程度並不會確診為思覺失調症。

診斷上並非以單純的幻聽來判斷，而是「說話聲」，也就是說，要聽到「幻聲」才是。好比說，聽到好幾個人在講自己的閒話，或是「給我做○○」這樣的指示、命令，甚至聽到自己要做的事情逐一轉播為實況的聲音等為典型的類型。

聽到的內容多半是自己的壞話或閒話。尤其，多半是聽到不想被其他人知道的祕密。所以，翔太的情況就是聽到他所隱瞞的作弊事實。有時，也會觀察到一個人似乎聽到令人快樂的事而偷偷竊笑。

一旦惡化，就會變得很難去區別幻聽跟真正的聲音，因此也深信旁人在說自己的壞話。更甚者會將突然聽到的幻聽當作是「神明的啟示」。也就是說，有時幻聽會創造出妄想。

(3) 混亂的思考與沒有邏輯的對話

當狀況惡化，思考與對話的邏輯也會變差，別人因此聽不懂他們所說的內容。

⑷ 行為異常

不只思考及對話，就連行為也出現了混亂。當狀況嚴重，有些人會一直站在房間動也不動或徬徨地來來回回。

翔太的情況雖然還沒有嚴重到這種地步，但會突然大叫，以及飛奔到外面了。

⑸ 負性症狀

負性症狀是「失去了活力以及內心的柔軟度」。缺乏情緒起伏，對周遭事物不怎麼上心。有時候不洗澡或不刷牙，不怎麼開口說話，看起來沒有精神。若只以負性症狀而論，有時會搞錯，以為是憂鬱症。

青少年時期，較多是因為成績退步得太快，或是不怎麼想說話，又或是突然變得不怎麼跟朋友互動而被察覺。

診斷時，「⑴～⑸之中有兩項持續一個月以上」、「社會性又或是職業性（學業）的機能明顯低下」、「即使造成障礙的徵兆微弱，卻持續六個月」等是必需條件（根據美國精神醫學學會診斷標準DSM-5）。

還有，一旦這個病症惡化，像翔太這樣沒有意識到自己生病了這點也令人傷腦筋。

導致思覺失調症的原因為何？

有人誤以為思覺失調症是父母的教養方式有問題而造成的。但就算教養方式有問題，也不會造成發病。事實上，翔太從小都在滿滿的愛之中長大。雖然老是被媽媽不厭其煩地叮囑要念書，但這不是他發病的原因。過度用功而持續睡眠不足雖帶來了影響，但他當然並沒有被靈體或惡魔附身，就算去驅魔也是徒勞無功。

根據最近的研究，思覺失調症幾乎就是「大腦的疾病」。

雖然還沒有完全釐清原因，但由於太過困難，讓我先省略說明。不過，目前有「大腦額葉與顳葉的部位變小」、「大腦額葉機能低下」、「腦細胞與腦細胞之間傳遞訊息的神經傳導物質中，名為『多巴胺』的物質運作變得過於強烈」、「同為神經傳導物質的『麩胺酸』之運作低下」等可信度高的學說。

另外，這種疾病多少會受到遺傳影響。父母要是有一方是思覺失調症患者，小孩發病的機率則是13%。雙親皆有此病症的話，小孩發病的機率則是46%。手足有此病症的話，則有9%。然而，即使是擁有完全相同基因的同卵雙胞胎，兩人都發病的機率不過是48%（根據Gottesman教授的研究）。也就是說，思覺失調症並不只是基因的問題而造成的。

現今也有人認為，除了遺傳，在媽媽肚子裡就受到許多事情的影響而導致發病。這就好比不知道癌症為什麼會在某個時間點發病一樣，這種病症也不清楚何時會發病。

要做什麼治療？

針對這種疾病的治療，藥物是不可或缺的。只有諮商無法治癒。因為這是身體的器官——「大腦」不適所引起的疾病。

通常會使用抗精神病藥物來調整大腦的神經傳導物質的流動。最近的藥物比起以前的副作用較少，而青少年跟大人相比，身體尚未發展成熟，必須謹慎用藥。

進一步說，就算使用再多的藥，只要沒有休養並讓大腦休息，就不會好轉。首先，重點是要避免強烈的聲響或過亮的光線，在安靜的地方取得充足的睡眠。

遺憾的是，思覺失調症患者倘若勉強自己或受到許多壓力，就有復發的可能性。所以症狀平復之後，一定要持續好好地服用藥物。一停藥就會復發。而且，有資料指出，反覆復發，病症會更嚴重，漸漸變得越來越難治療。

還有另一個重點是，設法減少當事人在意的事，即使是一點點也好。

以翔太的情況來說，藥物有效，就會快速讓幻聽或妄想消失。但是，對於作弊這件事他十分後悔，很多時候會因為想到這點而難以入睡，也一直在意爸媽怎麼看待這樣的自己吧。因此，醫師向同樣在場的母親坦白了這樣的事實。

翔太小聲地說：「對不起，我作弊了。」

媽媽也告訴翔太：「謝謝你願意坦白告訴我。你直率地告訴我這件事，我好開心。因為你是為了讓我開心才這麼做的吧。是不是我太常要你讀書啦？但是，以後我只想要你健健康康的。」

從此以後，翔太可以安心入睡了。向母親坦承自己的過錯後，他終於放下心中大石。

像這樣「減少不安的事」也非常重要。

當朋友罹患思覺失調症，該怎麼辦？

朋友發病時，從一開始你能夠做的事就很少。首先，他必須接受專業的治療，不然什麼都不用講。

只是當他有了妄想而向你說「我被盯上了」之類的話時，跟他應對是有訣竅的。那就是不要劈頭就否定他：「根本不可能啊！」因為就算你否定他的想法，他也不會因此改變。越受到否定，就越加深他的孤獨感，認為「沒有人願意懂他」。

不過，認同他的妄想還告訴他：「你說的是對的」，就更無法修正了。所以，這時你只需要回答：「雖然難以置信，但真是這樣的話，你很辛苦也很難受吧！」簡單來說，對於他的妄想採取中立的態度，但同時也表示出，你對他所感受到的那份痛苦有共鳴。

當朋友致力於治療且恢復後，你能採取的重要對策如下。

思覺失調症復發，很大的原因是孤獨。獨自一人煩惱而不安感高漲，因此再次發病。也就是說，為了要防止復發，夥伴的存在不可或缺。所以，你找他輕鬆地討論、聊天、遊玩都很重要。

可惜的是，朋友會比以前更容易感到疲累。雖然年輕，但如果行程太滿，或是連續好幾天都外出的話，可能會導致復發。另外，擁有充足的睡眠也非常重要，所以建議別半夜使用ＳＮＳ傳訊息聊天。

當爸媽罹患思覺失調症，該怎麼辦？

要接受父母罹患思覺失調症這項事實，是相當辛苦的。如果只是被傳染到流感，只要忍耐一週就好。但思覺失調症患者需要長期的陪伴，你沒辦法一味忍耐。無論如何，若還是青少年，本就不是要盡自己的全力來照顧父母的年紀。

而且，就算拚命為爸媽奉獻，他們還是有可能復發。甚至可能因為妄想而說出「你這傢伙對我下毒了吧」這類的話。這樣一來，你會不知道自己為了什麼而努力，甚至進一步厭惡爸媽。

此外，明明你已經這樣忍耐了，也可能會遇到說風涼話的大人告訴你：「媽媽因為生病了，所以你要加油。」你已經不知道自己還能盡什麼力了，卻要肩負這樣的責任，十分痛苦。當爸媽病情復發，或許你會誤以為「是不是自己做得還不夠」，而譴責自己。

有時候，可能會羨慕朋友的父母很健康，或是想要迴避那樣的朋友。

簡單來說，因為父母罹患思覺失調症，你在心理上可能會被逼到無路可退。

不管再怎麼堅強的人，就算是成人，都不可能馬上從這樣痛苦的心情恢復，每個人都一樣。而各種情緒一波又一波地朝你湧來，自己也無可奈何。如此一來，你也許某天對爸媽很好，某天又對爸媽不理不睬。其實打從心底期盼父母恢復，但卻情緒失控，反抗老師，要求沒有生病的某一方父母「想點辦法」之類的，這都有可能發生。這樣的反應很正常，且難以避免。這就是為什麼我希望你原諒自己，並給予自己必要的時間來接受悲傷，而不是去責怪會有這種情緒的自己是個「沒用的人」。

當然，從身為患者的爸媽的角度來看，看到你因為他們而焦躁不耐的模樣，他們也會很難受。這對病程也有不良影響。因此，你能做到的是，當你無法整理自己焦躁的心情時，就離爸媽遠一點吧。

根據研究，這種疾病會批判旁人的行為或態度，對此情緒起伏過度，就會容易復發。

也許你會想，那就只能這樣了嗎？但其實「縮短一起度過的時光」並不是一個不好的做法。也就是說，在重要時刻互相幫助，平常就各自做喜歡的事就好。你去看喜歡的電影、去唱卡拉ＯＫ，和朋友一起去購物就行了。這也是為了防止爸媽復發的方式。

還有，要注意，如果你總是一個人煩惱，就容易產生偏見且鑽牛角尖，所以在學校要跟同學培養出「可相互傾訴煩惱的關係」。這也是很重要的。

順帶一提，有時我會聽到，面對長期生病的父母的大人會說：「我最近重新發現了父母的優點，而那些優點是就算罹患了疾病也仍存在的。」

我感受到這些人在長期面對父母的時間裡，都以肯定的態度重新檢視父母的人生，以及他們自身的人生。

而不管擁有什麼樣的人生，只要你真摯以對，就會從中收到許多的啟示與喜悅。

6

神經發展疾患——生來就跟別人有些不同的人

每個人都不一樣，沒有完全相同的人存在。這雖然跟身處的環境有關，卻與從父母承繼而來的「基因」有更大的關聯。

個子高的孩子、聲音低沉的孩子、跑得慢的孩子、不擅長數學的孩子……小孩有各種特質。這些特徵如果都在常識以內的範圍並不會造成困擾。然而，要是極端的話，那就傷腦筋了呢。舉例來說，假如你的身高是兩百公分，你跟你的家人都會很辛苦。你總是會撞到教室的門，或者要買衣服時，也得用訂製的不可。

這是因為，社會是配合「一般人」而存在的，對於當事人並無任何責任。其實，世界上有人因為生來就有些不同於社會所決定的規格標準，而吃了相當多的苦頭。

一起來看看蒼空與匠海的故事。

活潑過頭的蒼空與太過敏感的匠海

蒼空與匠海的母親是在為考量生育計畫的女性而辦的「媽媽教室」認識的。兩個媽媽都是第一胎，彼此住在附近，年齡相近而成了朋友。巧的是，婦產科也選擇同一間，生的也都是男孩子，而且竟然還同一天生日。

一個男孩名為蒼空，另一個則是匠海。

在同一天誕生的兩人，無論什麼都是對照的狀態。

首先，蒼空就是個怎樣都靜不下來的小孩。就算被抱著也一樣，會扭動身體想逃離媽媽的懷抱。開始會走路後更誇張了，就好像裝有噴射機引擎似的，總是動來動去。當一起出門買東西，蒼空也會一直在店裡跑來跑去。去有著高櫃子的百圓商店時，媽媽每次都得上演尋找不見蹤影的蒼空之戲碼。就算在自己家裡，這種情況也一樣。吃飯時，一旦沒盯著他，他就離開椅子跑去玩了。有沙發的話就爬到上面再跳下來。兩歲時，媽媽正覺得「奇怪，還真是安靜欸」的時候，才發現蒼空竟然跑到了離家五百公尺遠的地方，然後被帶了回來。

另一方面，匠海卻是非常敏感的小朋友。由於他喝的是母奶，某天，媽媽因乳腺炎導致乳頭疼痛，只能用奶瓶餵奶，但匠海卻堅決不用奶瓶喝奶。似乎是因為奶瓶頭畢竟不是媽媽的奶頭，硬度也不同，所以就不願意喝。處理他的離乳食品也麻煩。匠海能吃的食物相當有限，一開始只吃白色的食物，所以只吃煮到軟軟的稀飯跟切碎的烏龍麵。在媽媽的堅持之下，雖然稍微能夠吃點別的食物，但調味太重也不行，而且幾乎不吃蔬菜。

匠海只穿肌膚感覺舒適的衣服，他不喜歡領子的標籤，只要一碰到，就會馬上脫掉。所以媽媽只好剪掉標籤，好讓他穿上衣服。

跟蒼空不同，匠海非常安靜。對於爸媽的叮嚀會好好遵守。當爸媽要他「安靜一點」時，就會好好聽從爸媽的話，不會亂動。以這方面來看，匠海算是好帶的小孩。

蒼空的媽媽在蒼空小時候就會偶爾帶蒼空去匠海家玩。不是很習慣他人存在的匠海，在從懂事時就認識的蒼空面前，也沒有顯現過緊張的模樣。三歲起，兩個人也上了同一所幼稚園。

不怕生的蒼空很快就習慣了幼稚園的生活，也喜歡幼稚園的活動。受人注目的蒼空，每當有活動就特別雀躍。「我啊！我啊！」這樣愛出風頭地叫著，而受到老師提醒叮嚀。他唯一討厭的，就是「午覺時間」。旁邊的小孩都在睡覺，但討厭靜靜待著的蒼空就是會動來動去而讓老師生氣。

蒼空很喜歡講話。在幼稚園裡，也會吐槽老師。雖然好幾次老師跟他說要好好聽別人說話到最後，但蒼空總是左耳進右耳出。

而且，他不管做什麼都做到一半就放著不管。蒼空遊玩後，畫到一半的畫、才剛堆的積木、讀到一半的書之類全都散亂一通。玩具拿出來後也不會放回去。每次玩耍後總像小偷入侵過那樣亂七八糟。

不同於蒼空，匠海難以習慣幼稚園的生活。上幼稚園後的三個月，跟媽媽分開時他一定會大哭。而且在活動時，有好幾次被老師看到他一個人站在角落。老師邀請他參加活動，他雖然會加入，卻一副很害怕的樣子。尤其在幼稚園內例行性的活動時，他特別苦惱。一大群家長聚在一起，這令他感到害怕不已。常見到他在發表會上沒辦法跳平常就會跳的舞，老是杵在那裡。

匠海對於不認識的人是不怎麼開口的。周圍的大人如果要他回應，他雖然會回應，但都很小聲，表情也沒什麼改變，回答內容也很短。甚至遣辭用句謹慎，不知為何還使用大人會用的困難詞彙。

平常沉默寡言的匠海，在熟悉的人面前也會有口若懸河的時候。一旦談到車子，他也沒在意旁人已經不耐煩，就是一直滔滔不絕地說著。沒錯，他特別喜歡車子。其他小孩熱中於戰隊或遊戲卡之類，但匠海對這些一點興趣都沒有，他最喜歡的遊戲就是將玩具車放在榻榻米的邊緣排一圈來玩，而且可以持續玩好幾個小時。只要看著這樣的景象，他的臉上就會出現滿足的表情。他也擁有許多關於車子方面的知識。小孩看的車類圖鑑已經滿足不了他。只要拿到車子型錄，他就會仔細將內容記下來。看到路上來來往往的車輛，不單是車種，就連排氣量，他都能馬上說出來，好比「車車博士」。

過動的蒼空與過於敏感的匠海是對照的兩個人，但卻相當要好。因為從小時候就常常見面，不怕生的蒼空總會向匠海搭話，找他一起玩，而且蒼空也對車子有興趣，便會跟匠海討論。

兩個人也進了同一所小學。

小學對於過動的蒼空而言是很難受的地方。發表的時候就會很興奮地發言，但上課時要他乖乖坐在座位上聽講，卻比什麼都還要來得痛苦。即使打算集中精神也很快就膩了。對於頭腦好且聽一次就能理解的蒼空來說，老師的話太冗長了。

明明只要快點說個結論就好，浪費時間嘛。無聊時他就咬咬指甲，或是用手指捲繞自己的頭髮來玩，但還是有餘下的時間，結果他一下找人聊天，一下又把椅子弄得嘎吱作響。不是被老師斥責「蒼空，請你安靜」，就是因為他全都懂了而發著呆，沒在聽老師講話而被要求：「蒼空，請你專心點。」還有，當聽到窗外的聲音，或是每每有人經過走廊，他的注意力就會被吸引過去，而又被老師罵了。

功課對蒼空而言也令他感到痛苦。他最討厭的就是國語功課，因為同個漢字要寫好幾遍。「記起來就好了吧？為什麼得要寫那麼多次呢？」他發著牢騷。單調枯燥的作業是蒼空最不擅長的。不知不覺間就弄得亂七八糟，不然就是超過交作業的期限，而這樣當然又被罵了。

他還相當健忘，常常忘記帶課本或筆記本、鉛筆盒之類的用具。有一次甚至忘記帶書包就去上學了，讓人見識到他這般不可思議的技藝。但不管被念幾次，他都改不過來，也常掉東掉西，橡皮擦或鉛筆的命數未盡就已無蹤影，總是剛買就不知道跑哪兒去了。也不知道買過多少把雨傘，最後蒼空的母親只好幫他買塑膠傘。

然而，對匠海來說，小學也是個令人難受的地方。

一升上小學，班級人數驟增，他認識的人又只有蒼空，這對怕生的匠海來講是非常難受的體驗。

上課時還行，成績也好。老師上課時，他只要靜靜坐著聽講就可以了。但下課時間卻相當折磨人。他總想著，到底要怎樣才能度過下課時間。周圍的同學好像都玩得很開心。他也想融入大家，可是他並不知道要怎麼開口。所以，匠海暫且就到圖書室借書以打發下課時間。還有，讓匠海感到痛苦的就是遠足了。幸好，蒼空會找他一起吃便當，他不用獨自一人吃飯。然而，他不知道要怎麼度過自由活動的時間，就在公園裡一個人徘徊著，好打發時間。

在幼稚園時他也是這樣，不善於參加活動，還特別討厭運動會。匠海本來就不擅長運動，可這所小學運動會的傳統就是舉行班際多人跳繩比賽。連續成功人數較多的班級就是贏家。但每次匠海都會卡住，因此惹來班上同學的白眼。他就是不知道什麼時候該跳起來。但運動會當天要在爸媽，還有學校所有人面前卡住嗎？——每到運動會之前，匠海就會變得憂鬱或肚子開始痛起來。

而且他也很討厭運動會的應援合戰。為什麼大家都這麼雀躍興奮啊？

匠海卻不感興奮與雀躍。他認為，本來就不是因為有人為你加油，就能跑得很快吧。高年級生會要他們「再大聲一點！」但他完全不懂只是提高音量有什麼意義。

老是被責罵的蒼空，跟不知道要怎麼跟周圍的人們配合的匠海，升上高年級後，兩個人都已經變得很討厭學校。果然是臭味相投的好友。

上了國中後，上課時間越來越長，課業難度也提升了。蒼空仍舊覺得無聊，而被老師斥責。比起小學時，他比較能夠好好坐在座位上，但要專注於課堂上聽講還是有些困難。他成績一樣很好，卻越來越討厭學校，也逐漸喪失了自信……

比起之前，匠海被更多人數的同學包圍而感到吃力。跟蒼空在同一所國中，雖然讓他覺得比較安心，但跟身旁的同學還是聊不大起來。他很努力且小心翼翼地說話，但他講話太過正經，反而有人亂學他說話的方式。而且，只要他拒絕了他沒興趣的邀請，就會被嫌掃興。但是他認為，他只是沒有興趣而拒絕邀約罷了，沒有道理要這樣被同學講。

成了國中生的匠海，最近腦中有許多的疑問。

為什麼班級同學只是聚在一起就得「團結一致」不可？為什麼對於難以尊敬的老師還得用敬語對話？為什麼非得學習念書不可？為什麼不可以去死呢？……

雖然他也向老師率直地提出了疑問，但大家卻不願意確切地回答問題。匠海逐漸對周圍的人抱持著不信任感。

持續這樣百無聊賴的日子，升上國中二年級的兩人在匠海家看著電視，節目內容是「神經發展疾患」的特輯。只是無聊地看著電視的兩人，終於對彼此開了口：

「……我們應該是有這樣的病狀吧？」

「是吧……」

於是，兩個人都跟爸媽討論後，一起去了精神科就診。他們想知道，自己為什麼活得那麼掙扎痛苦。

什麼是神經發展疾患？——與生俱來的特徵

你是否聽聞過「神經發展疾患」一詞？也許不怎麼聽過吧。但不覺得從「發展疾患」這四個字就可略知端倪嗎？

神經發展疾患亦稱「神經發展障礙」。然而，由於「障礙」這一詞有著強烈的負面印象，而有神經發展疾患的人並不只有負面的呈現，也擁有非常多優秀的面向，只是在能力上有著不平衡，所以近來建議使用神經發展疾患這個名稱。

為了不讓大家誤解，這裡再進一步說明。目前為止於第1章介紹了心理疾病，而神經發展疾患跟之前所提到的心理疾病稍有不同。在行政手續方面，跟精神疾病患者同樣適用於「精神保健福祉手冊」。在診斷分類上也被包含在精神疾患裡，所以有點複雜。

不過，神經發展疾患並不是後天才出現的心理疾病。那麼它到底是什麼呢？這是由於大腦機能與生俱來的發展不平衡所致。聽到大腦發展不均衡，有些人可能會不小心誤以為是智能低下。但提到智能相關，這類人從智能非常高到低下者都有。

神經發展疾患的患者因為發展不平衡，所以在配合一般人所組成的學校或社會生活方面，總是很難適應，有時沒辦法做出符合當下場合的行為。

例如，蒼空不擅長跟大家一樣在課堂上坐著好好聽講。但這不是蒼空的父母沒有教導他，也不是他的爸媽溺愛他使然。說到底，就是因為大腦機能不平衡，要他靜下來是加倍困難。

順帶一提，在全體人口中有多少人患有神經發展疾患，確切來說並不清楚。只是二〇一二年十二月由日本文部科學省所發表的「在普通學籍有發展障礙可能性必須採特別教育支援的學童相關調查」中，被視為「並無智能發達遲緩而學習或行為上出現顯著困難」的學童有6．5％。這雖然不是由醫師執行正確診斷之結果，但我們可以認為，患有神經發展疾患的孩童絕非少數。

神經發展疾患有哪些類型？

在此解說神經發展疾患中具代表性的類型。

首先，第一個是「注意力不足／過動症」。英文為Attention Defici Hyperactivity Disorder，而取每個字首的英文字母，稱為「ADHD」。

由於「十二歲以前就會發生」、「出現兩個以上的狀況」、「持續六個月以上」、「注意力不集中的傾向相當高」、「過動或衝動性顯著」致使社會生活或學業、工作產生問題，就要接受診斷。正式來說，例如美國精神醫學學會所訂定的DSM-5，詳細規定若為小孩，得符合「關於注意力不足的項目達六項以上，以及過動暨衝動性相關項目達六項以上」之類的條件。

他們從小就沒辦法靜下來，大部分都很愛講話，而且想到什麼就說什麼，覺得事情有趣就馬上出手干涉。因為易怒，所以小時候就常跟人吵架。一旦有其他吸引他的事，多半無法專心聽別人講話，也多有忘記東西或遺落物品的傾向。很多人也不擅長整理整頓。

從小就比別人還難靜下來，一想到什麼就立刻行動，容易分心的蒼空被精神科醫師診斷為「ADHD」。

第二個是「自閉症譜系」（Autism spectrum）。

從小就明顯「極度不擅長與人交流溝通」且「興趣有限，對自己的做法有強烈堅持」，因此無法順利適應社會生活，就會確診為此病症。

他們好惡分明，對自己固定的生活方式有著堅持。所以，如果他們遇到預定行程更動或不知道自己該做什麼的狀況下，就會焦躁起來。

與他人交流方面，雖說有些人是幾乎不感興趣，但也有很多人是雖有興趣但不知道怎麼加入而吃苦頭。他們不擅長從別人臉上的表情、行為、態度之類來判讀對方的心情。預測未來發展走向的能力也很弱，所以不大能讀懂周圍的氣氛，好好做出合適的行動來回應。突然發生他們意料之外的事時，就會不禁倉皇失措。

對他們而言，談話也是件苦差事。他們會不知不覺講起自己喜歡的事物，而且因為不懂對方的心情，多會發生話不投機半句多的情況。說話方式過於正經或困難，而成為同學們惡作劇的目標。甚至由於不擅長同時關注多項事物，說話說到一半，一旦受限於某個想法，之後的談話內容就進不去腦袋了。

還有，他們的視覺、觸覺、味覺、聽覺、嗅覺等五感多半也過於敏感。例如，聽覺過於敏感的人，對於吵雜的環境就會感到相當痛苦；味覺過於敏感的人，像匠海這樣則容易偏食；觸覺過於敏感的人只會穿著有特定觸感的衣服之類。

從幼兒時期開始，對於車子表現出高度興趣且極度不擅長人際關係，難以配合周遭的匠海就是「自閉症譜系」。

神經發展疾患的第三項是「特定學習疾患」。

這類型的人只有某個領域的學習能力不知為何比較低下，但他們不是智能不足，也沒有偷懶，而是與生俱來的問題，像是有人不擅長讀字，有人不擅長書寫，或只有不擅長數學。

例如，不擅長讀字的人之中，有些人不會判別「わ」跟「ね」、「シ」跟「ツ」等這類相似字，或是無法認知特殊音節如小小的「っ」、「ゃ」、「ょ」。

另外，就算閱讀文章，也不知道讀到了哪一行，而多會大略讀過或隨便讀讀。

順帶一提，對於這樣的人，例如把重點文字用螢光筆標示起來，或將助詞圈起來、在每一句斷句上畫斜線，就能幫助他們閱讀。讀完一行就用螢光筆畫上，也是一種方法。甚至，不用拘泥於讀字，錄音後用聽的也行。

而不擅長書寫的人裡，則有人會寫鏡像文字或以心情隨便亂寫。當然，寫錯字或漏寫的情況會變多，筆順亂七八糟的也多，並且字體潦草。將黑板上的文字抄寫於筆記上，對他們來說也必須費相當的勁。

這樣的人在低年級時所使用的習字本格線要比較大，還有從上面開始臨摹來寫字以記住寫法就好，而不是用眼睛看，再抄寫在別張紙上。甚至，不用堅持讓他寫字，一開始就讓他們使用電腦輸入文字加以學習，或將黑板上的內容拍照下來學習也是一種方式。

神經發展疾患中，還包含了不善於運動或行為比較笨拙，這類特徵非常明顯的發展性協調障礙。

上述是神經發展疾患具代表性的類型。實際上，有不少人擁有多個神經發展疾患之特徵。而蒼空是不會伴隨自閉症譜系傾向的典型的ＡＤＨＤ，但其實有ＡＤＨＤ且兼有自閉症譜系特性的人很多。還有些人的情況雖是ＡＤＨＤ，但只有明顯的注意力不足。或雖有自閉症譜系卻不會那麼堅持自己的方式，只是不善於與人交流。

總之，儘管診斷名稱相同，但每個人的特性也不一樣。說是有一百個人的話，就有一百種類型也不為過。絕不能將神經發展疾患的患者一概而論。

「一般人」與「神經發展疾患」的區別

讀到這裡的你，也許會在意自己會不會也是神經發展疾患？那麼，有神經發展疾患的人與沒有神經發展疾患的人的區別在哪裡？思考這個問題前，我們先來想想，智能遲滯者與非智能遲滯者的區別是什麼吧。

首先，由世界衛生組織（ＷＨＯ）所制定的國際疾病傷害及死因分類標準第十版（ＩＣＤ-10）的診斷標準來看，「ＩＱ不滿70」為智能遲滯。但在日本，智能遲滯者所持有的身心障礙手冊，其標準則是「ＩＱ基本上不滿75」。甚至，ＤＳＭ-5中，ＩＱ被視為輔助的角色，要以認知能力以及社會適應能力、生活自理能力，綜合診斷才是。總之，標準本身各有不同且模糊不清。而觀察者的主觀判斷也常左右診斷標準。

智能檢查ＩＱ68的人與ＩＱ72的人在生活能力上實際幾乎沒有什麼差距，但ＩＱ50以下的話，旁人來看就知道明顯有智能遲滯。總之，誰一看都能明白的就是典型類型。

然後，比起ＩＱ20的人，ＩＱ將近70的輕度智能遲滯者也占絕大多數。

還有，ＩＱ將近70的人在學習內容較簡單、進度較緩慢的小學低年級時，還不大看得出有問題。多數是到了學習內容越來越難的高年級時，就顯現出問題了。

有神經發展疾患的人和沒有神經發展疾患的人之區別，可說是與前述情況相同。

首先，神經發展疾患的人與沒有這樣狀況的人之分別本來就模糊不清。不管是誰，或多或少都有神經發展疾患的一面。而且典型類型的話，任誰也能診斷出來。但診斷醫師的主觀會對界限的劃分造成某種程度的影響。比起典型的人，大多數人的情況也是處在界線的邊緣。特別是在青春期後問題才明顯化的人，多半是非典型。

正式診斷時，一定要考慮依診斷標準所符合的項目數量。必須留意的是，僅僅由於沒有達到診斷標準，便無確診的人其實非常多。他們雖然沒有確診，但感到困擾的問題點與確診者的情況非常相似。很多人反而因周遭很難理解他們，沒有收到任何關懷而感到痛苦。

總之，思考神經發展疾患之際，比起給出診斷名稱，仔細探察當事人擅長與不擅長什麼，還有當事人是因何會感到困擾之類，詳加思考才是重點。

要做什麼治療？

神經發展疾患是與生俱來的特性，就算治療也無法消除。或許你會想，那這樣精神醫療不就沒意義了嗎？並非如此。

在精神科首先會透過仔細的問診與心理檢查，詳加鑑定當事人能力上的特性。這是最重要的。

診斷名稱是顯示出當事人對什麼會感到困擾，以及為了促進自我理解的關鍵字。或許是一種讓人能於各種書籍的資訊中打破現狀的線索，也讓家長和老師更容易理解他們的難處。事實上，蒼空的媽媽與匠海的媽媽也覺得，為什麼她們的小孩和別人家的孩子有點不同。當她們知道這是神經發展疾患使然時，她們鬆了一口氣，似乎很放心，終於知道不是自己的教養方式出了問題。依據情況，也許你可以找到擁有相同煩惱的夥伴。這對蒼空與匠海來說雖然沒有必要，但若是一直繭居無法去工作的人，如有確診，可以使用各樣的福利制度，來獲得經濟上的支持，或是找工作時也有許多助益，因此診斷並不是單純地「貼標籤」。

此外，尚未確診但如有近似於神經發展疾患特性之情況，不能說「這誰都會有的，不用在意喔！」、「只是性格使然」這一類的話。即使說了這樣的話，也不會減少當事人的困擾，而且還會被想成跟其他一般人一樣，旁人也不會留心顧慮。

重點是，比起有無確診，確實傳達出當事人特性的這件事。傳達出「無分好壞，就是有這樣能力上的特點」、「所以要有○○的顧慮會比較好喔！」的訊息比較好。

當事人的特性很明顯時，接下來精神科醫生應該做的，是向父母和老師說明。讓身邊的人明白是很重要的。在學校等團體活動時，由於他們的特性而多會吃到苦頭。透過向身旁的大人說明，將生活環境調整成讓當事人比較能夠輕鬆度過的形式，或讓他人設法調整活動的內容，這樣一來他們就能非常好過。

你覺得考量他們到這種程度很不公平嗎？不是這樣的。

就像你不會要視力很差的人跟大家一樣不戴眼鏡來上課吧？不但可以戴眼鏡，也會根據情況需要做些調整吧？像是坐到前排，或者老師的字也會寫大一點之類。

而患有神經發展疾患的人也是如此。要求這樣必要的考量是理所當然的權利。最近，法律也規定必須提供「合理調整」（Reasonable Accommodation）。

例如蒼空注意力不足，無法專心上課，如果將蒼空的座位調整到講桌前方呢？一被老師點名就很有活力的蒼空，假如老師給他關注，他就能專心聽講。還有，很容易厭倦而注意力不持久的他，在小學時多次飽受學寫漢字的單調作業之困擾，但他喜歡新事物，又聰明，所以想讓他學習，就該讓他一直去解決新問題，而非用反覆練習的方式。

另外，就算調整環境，對ＡＤＨＤ改善仍不大的情況下，可考慮使用中樞神經興奮劑、ＡＤＨＤ治療藥物、抗精神病藥物等。有時自閉症譜系倘若易衝動，也會考慮使用抗精神病藥物。

當然，藥物不能治癒神經發展疾患。但如果過動、易衝動和注意力不足的傾向能被藥物控制的話，生活品質也會提高。

治療方面還有一點很重要，就是要去傾聽當事人實際在苦惱什麼。很多人在小時候不知為何就是跟大家處不好，而積累了這樣的經驗，在進入青春期後失去了自信，對社會環境有著不滿與疑問，蒼空與匠海也是如此。有些人甚至因此不登校，或出現自殘行為。這就是為什麼需要傾聽他們的煩惱的原因。

那麼，懷疑自己是否有神經發展疾患而就診的蒼空與匠海，之後變得如何了呢？

蒼空知道了自己有ＡＤＨＤ，也將自己在學校無法靜下來的事告訴醫生，希望能有所改變，因此決定使用中樞神經興奮劑。就這樣，原本對他而言十分折磨的上課時間，終於能夠專心聽講了。成績本來就很好的他，甚至更加進步。

而自閉症譜系的匠海則不需服藥，他需要的，是能夠幫助他克服令他感到困擾的學校生活並給出具體建議的人，還有能夠對他抱持的疑問給予仔細回答的人。班導願意跟匠海討論如何克服學校生活，並給予建議。對於他所抱持的疑問，則是與精神科醫師會談時探討。慶幸的是，只要循序向匠海說明，他就能夠確實理解。

現在，他們兩人為了要去同一所高中正努力學習，成績上的表現也都很好。未來，兩人都想從事汽車開發與製造相關的工作。

當朋友有神經發展疾患，該怎麼辦？

我們一面組織社會一面活著。每個人的價值觀各有不同，所以追求的是，相互尊重與認可跟我們所擁有的價值觀不同的人。與有神經發展疾患的人相處，也是如此，接納彼此的不同且相互尊重。

在學校我們常被要求「團結一致」，但我們真的需要的不就是「不團結一致」嗎？

當你在思考朋友若有神經發展疾患，該怎麼應對時，最基本的就是「跟他們好好相處」，別因為他們有神經發展疾患，就遠離他們。

也許你會想，自閉症譜系的人並不想跟別人交流。確實，在重度自閉症譜系的人之中，有些人並不喜歡跟別人有來有往。但到了青春期，想要有些好朋友的人也不少。可是他們很困擾，不知道怎麼樣才能交到好朋友。

正因為如此，對於這樣的人，就從你自己先禮貌地開口搭話吧。突然裝熟或是大聲搭話都可能會嚇到他們。所以，就跟他們禮貌地搭話就好。

他們肯定有非常喜歡的事物。我希望你對於他們所喜愛的事物給予關心，他們肯定願意告訴你，很多你不知道的豐富知識。

對於他們特殊的地方，希望你絕不要因此欺負他們。不少受到霸凌的人即使長大成人，也會對社會感到恐懼而憎恨這個世界。

如果他們不小心做出並不適合那個當下狀況的行為，也不需要靜靜忍耐，好好地告訴他們，你討厭的事就是討厭，這樣就好。只是在那個當下，你要以沉穩的態度，好好告訴他們你為什麼不喜歡。在你說出你的意見之前，能夠先問問對方的想法會更好。而且比起說「不要這樣做啦」，傳達給對方：「你要是這樣幫忙我的話，我會很開心喔」這種方式會更容易讓對方明白。

對他們而言，就是有再怎麼樣都做不來的事。希望你對此能夠睜一隻眼閉一隻眼。要個子小的人換天花板的日光燈是很壞的吧？更換日光燈是個子高的人的工作。還有，他們不是通才，是專才。問問他們「擅長什麼」吧！然後，互相帶著彼此所擅長的事物，讓這個社會變得更好。

Column 1

LGBT

你聽過ＬＧＢＴ一詞嗎？

這是性少數者（Sexual minority）的總稱。Lesbian（內心女性且戀愛對象是女性者）、Gay（內心男性且戀愛對象是男性者）、Bisexual（戀愛對象有男有女）、Transgender（心理性別與生理性別不一致者），取這些英文字彙的第一個字母而組成ＬＧＢＴ。但實際上不只如此，還有不知道自己是男性還是女性，或者不想決定自身性別者（Questioning）、認為自己既是男性也是女性的人、對任何人都不抱持戀愛情感者之類其他類型，而包含這些族群的用詞則是ＬＧＢＴＱ(+)。

在日本根據電通Diversity LAB的網路調查「ＬＧＢＴ調查二〇一八」，有８・９％的人是ＬＧＢＴＱ(+)。

而在精神科門診，尤其會有跨性別者因為感到煩惱而就診。

他們相當痛苦，內心是女孩子卻被迫進入男廁，和男性一起換衣服；修學旅行也必須一起洗澡。能明白這對他們來講有多麼痛苦吧？也有案例是，「明明覺得自己是男的，為什麼非得穿水手服不可」。

另外，只是自然而然的舉動就被霸凌說是「人妖」，或被排擠之類。在這之中，很多人會感受到孤獨，或認為自己是不是很奇怪而覺得悲慘。有些人因此選擇不登校或自殺。

他們除了對性別有著違和感之外，其他跟你並沒有不同，只是普通的小孩……正在閱讀這本書的你，希望你把這類族群當作一般人來對待。

順帶一提，ＬＧＢＴ者的性喜好或對性有什麼樣的認知這類隱私相關的事，沒有經過當事人的許可，不可向他人言說。當事人自己出櫃可以，但這不是旁人該替他講的。

性別是非常多樣化的，而且統統都沒問題。對什麼樣的人抱有戀愛情感、以什麼樣的性別意識生存於世，這些都是跟當事人主體中心有關的重要事物，他人不可強迫。要知道，性別不是只有男與女兩種而已。

第2章

精神科常見的問題行為

來到精神科求助的青少年，未必是只苦惱於心理疾病症狀的人。其實很多人難以融入學校生活，或是沒辦法停止各樣的問題行為而感到痛苦前來就診。在第 2 章，將為各位介紹具代表性的五種問題行為：「不登校」、「暴力行為」、「割腕」、「藥物過量」、「網路與遊戲成癮」。

1 不登校——不去上學嗎？不，是沒辦法去

沒辦法上學的小春

小春是獨生女，父親從事運輸業，母親則是行政職。小時候的小春雖然文靜卻容易跟人親近。爸爸晚上小酌時，她常會自己主動乖乖坐在爸爸的膝蓋上。另外，他由於容易暈車，總會把止暈藥帶在身上。

三歲時，媽媽開始工作後，就將小春寄在托兒所。最初的一個星期，雖然小春吵說不想去，但之後還是順利地去托兒所就讀。

小春的家位於山裡交通有點不方便的地方，附近小孩也很少。在小學時，小

春的班級只有二十二名學生，大家感情都很好。而且不管發生什麼事，住在隔壁且很懂得照顧人的夏美總會幫忙她。

小學生活平安順利地轉瞬即過。六年級的第三學期時，小春初經來潮，個子也不斷抽高。

小春的國中是由三所小學的學生合起來的，一個年級就超過兩百人。家裡到學校也有些距離，走路要花將近一個小時。

國中一年級的四月，剛入學的小春不知所措，周遭的人她幾乎都不認識，也不知道要怎麼跟別人搭話。一到休息時間，大家再怎麼樣都是跟原本小學的夥伴聚在一起。然而，跟小春同所小學升上來的孩子在他們班只有兩個，而且還是男孩。

寂寞的小春會去隔壁班找夏美，但善於社交的夏美已經跟別的小學升上來的人親暱地聊著天了。看到這個情形，小春不知怎的就退縮了，也沒向夏美出個聲打招呼，就垂頭喪氣地回到自己的班上。就這樣，小春在班上孤零零地一個人被落下了。

小春在讀書方面還算跟得上，但很吃力。家裡離學校很遠，回程也全是上坡路。當小春想到從現在開始連續三年的國中生活都是如此，心情不禁低落。

五月的黃金週結束後，和往常一樣打算去上學的小春，發現自己的身體莫名無力，頭也很痛，不知為何就是想吐，心情也很沮喪，沒辦法下床。

「昨天明明還有精神的……」

沒有發燒，但或許接下來就會開始燒了。以防萬一，還是跟學校請了假，而等到中午，身體狀態便自然恢復。

「明天就能去上學了吧？」聽到媽媽的話，小春微微點了個頭。

不過在那之後，小春一到早上就固定會感到沮喪且身體無力，下不了床，因此經常向學校請假。不可思議的是，這些症狀假日全都不會出現。她也去了小兒科看醫生，但除了血壓比較低之外，全身上下都沒有發現異常。

常常請假後，學習方面也漸漸跟不上了。另外，周圍同學莫名客氣的態度、有所顧慮的模樣也讓她覺得難受。

結果，當暑假結束，小春已經完全沒辦法去學校。

爸爸看到一到假日就有精神的小春，再三告訴她：「要是稍微打起精神，妳不就能去學校了嗎？」小春聽了就只是頭垂得低低的，陷入沉默。

而小春最終被父母帶去精神科就診時，是國中一年級的十二月了。

在大部分的國中會看到的不登校現象

現在像小春這樣的孩子在全日本的國中相當常見。

根據文部科學省統計，除了身體疾病或經濟上的原因之外，缺課三十天以上的人會被列為不登校。二〇一九年，於日本國中生中，這樣的數字是127,922人，也就是二十五人中有一人不登校，每班有一至二人不登校。你的班上應該也有不登校的朋友吧？沒有不登校的學生反而少見。現在，有90．3％的國中裡有不登校學童在籍。隨著國中年級越往上，人數就越多。因此，不登校現在也不是什麼特別的現象了。

發生原因

不登校的孩子每個人背後的原因都不一樣。

有些孩子是在學校持續遭到霸凌，為了保護自己而無法上學。像這樣的情況，必須要以拿回「即使在學校也安全」的狀態為最優先。如果沒有注意就去上學，反而會吃到苦頭。

另外，也有些孩子是由於家裡有狀況，才沒辦法去學校。例如，家人精神狀態不穩定。我見過的案例中，就有孩子是因為父親經常毆打母親，所以想到「如果我在學校，媽媽會被殺死」、「媽媽要是逃走了，那我就再也見不到她了」就害怕不已，而無法上學。於是，比起上學，讓家裡成為他能夠安心的地方，才是首要課題。當然，身為青少年只靠自己是無能為力的，必須要從學校或兒童相談所（譯註2）、醫療機構、自治體的負責人之類給予協助並支持你們開始。

一定要注意的是，由於心理疾病症狀導致不登校，不僅被忽略，還認為是當事人問題的案例。

根據某項調查，繭居族之中，受過精神科診斷確診者達82．2％（來自「青春期繭居族精神醫學障礙的實態掌握相關研究」）。也就是說，造成不登校或繭居族的原因，不少人是心理疾病。

當然不是「不登校＝心理疾病」，但建議最好還是到精神科接受一次診察。不要輕忽疾病。而就算罹病，也不是像「只要吃藥，馬上就能從不登校的狀態掙脫了」這麼單純。因為不登校會喪失自信，學習上也慢人家一截。但只要令人不舒服的疾病症狀減少，就會比之前稍微輕鬆一點了。

有時候，不登校的原因中藏有名為「起立性調節障礙」的生理疾病。這是在國中生身上常見的疾病。進入青春期後，你應該突然長高了吧？但國中生普遍的情況是，在身體發育上自律神經的網絡發展仍未跟上。於是，體內的血液循環變得不穩定，導致一站起來就暈眩，早上起床因血壓低而身體無力，又或是尤其早上心情

譯註2：兒童相談所具備的功能特別是要具體掌握兒少相關的資訊情報，並積極地早期發現兒童虐待的情況。

低落吃不下。其中有人是在集會之類的場合，或是在炎熱的地方一直站著不舒服而昏倒，或是一入浴就嚴重暈眩。

自律神經的運作容易受到心理影響，所以壓力一大就更容易惡化，但終究還是生理疾病。不過，令人感到難受的是，一旦遭到輕忽，周圍的人會誤以為「只是心理問題」、「偷懶」之類。

順帶一提，關於起立性調節障礙的治療，要改善自律神經運作，將血壓提高。首先進行的，是生活指導。要調整自律神經，「作息規律」、「適度運動」、「規律飲食」都不可或缺。而為了提高血壓，重點是要留心是否有攝取足夠的水分與鹽分。還有，如有必要，為提高血壓，多半會使用低血壓治療藥物。

順帶一提，小春確診是起立性調節障礙與「適應障礙症」。

適應障礙症並非大腦機能的障礙，是當陷入壓力明顯過大的情況時，會「反應性」地出現輕度沮喪、不安或不符期望的行為之類。畢竟是「反應」，所以當壓力消失，六個月內會自然恢復。這點跟症狀相似的憂鬱症並不相同。

小春的情況是，她本來就不是有主見的孩子，而且也容易感到不安。然而，小學因為規模小，被自己習慣的人們包圍，所以平安度過了。而且夏美也會支持她。但升上國中後，一下就置身在不認識的人群中，不安感高漲，身體狀況也因此受到影響。

再加上通勤距離突然變長，回程一直得爬坡而累積疲勞，時常請假導致學習進度也跟不上，諸如此類的事成了負擔，加深小春的痛苦。

因此，本來就因為長高而自律神經不穩定，加上五月一到，氣溫上升而血壓降低，令身體狀態變糟。

擺脫不登校的方法

當你像小春一樣陷入不登校的狀態時，我希望你最先做的是，「趕快找討論的對象」，越快越好。不登校的狀態持續拖下去，重返學校就會變得相當困難。

然而，解決這問題並不簡單。當你沒辦法去上學時，會被父母斥責「你就是給我去上學！」或追根究柢詢問你「為什麼沒辦法去？」之類，令你心煩意亂。就算爸媽什麼都沒有說，你或許也會覺得自己做了什麼不好的事而感到困窘。

而且，很難跟勸導你去上學的老師見到面吧，還有沒辦法去學校的話也難以跟同學聯絡。最後，當你最需要有人跟你討論你的痛苦時，只能選擇獨自面對，但這樣就無法順利解決。所以我才希望你先找出一個討論對象，即使只有一個也好。

接下來，你必須要做的，就是冷靜地自我觀察，看看自己是否罹患了心理疾病。具代表性的心理疾病相關症狀，在第1章已經介紹了。如果你覺得有疑慮，就去精神科就診，並致力於治療。

假如是像小春那樣屬於適應障礙症的情況，首先要待在讓你感到放鬆的環境，積極恢復精神與健康，才是重點。

「接下來會變得如何呢？」你肯定會為此感到焦急吧？有些大人會說「不去學校也沒關係」，但因為沒去上學而吃盡苦頭也是事實。

不過，沒有先恢復精神跟健康，就無法前進下去。所以，一開始還是聚焦在「恢復精神跟健康」吧。

話雖如此，一旦你不登校，爸媽也會不安心，對你嘮叨碎唸。你自己也一定會芒刺在背，想把怒氣發在父母身上。這麼一來，家裡每個人都因為爭吵，不大好受。在這種環境下，會令人精神逐漸萎靡，完全形成了惡性循環。

所以，我希望你先告訴爸媽，你想要度過一些快樂的時光。然後，讓生活變得稍微輕鬆些。跟朋友用智慧型手機聊聊天，或是週末去玩，發現餐點美味的店家就跟家人一起去享用，去聽聽演唱會之類的都非常好。總而言之，要留心別切斷自己跟社會之間的連結。

順帶一提，「找出不登校的原因」其實對情況沒有什麼幫助。因為當追究原因後，其實都是跟「自己」、「爸媽」或「學校」的不好有關，責任互相推脫完就結束了。比起這樣，倒不如「把過去一筆勾銷」，「從現在做得到的事情開始」還比較好。

即使你現在有適應障礙症，並不是說你全部都很差勁。不登校，只是說明「現在的你」不適合「目前的學校」罷了。還是青少年的你仍會一直成長，待你成為大人時，與學校相比，你所要生存下去的「社會」能夠接受更多不同的人。

順帶一提，根據文部科學省「不登校相關實際調查，平成十八年（二〇〇六）不登校學生相關追蹤調查報告書」的調查結果，於國中階段不登校者中，有81．9%於二十歲時都能夠上下學或就職。而進入大學、短期大學、高等專業學校者有22．8%。絕不會因為現在不登校，未來就呈一片黑暗。

倘若你決定回國中念書，但仍為此恐懼不已，就試著階段性地練習面對不安感。一開始只要在家裡穿著制服就好。下一步則是「打開家門出去看看」、「到國中附近看看」、「到校門就好」、「去保健室」之類，花點時間慢慢靠近學校。如果因為感到不安而緊張或身體發抖，就和醫生討論，在一開始試著「暫時」、「少量地」服用抗焦慮藥。

另外，為防止在學校一人孤零零的狀況發生，事前跟班導或保健室老師、學校諮商師見面，或能夠取得事先聯絡也是一種方法。

還有，如果實在不喜歡學校，參加適應指導教室或自由學校之類新型團體也不失為一種方法。一開始就抱持著「去嘗試看看」的心態參觀，或許會發現適合你的地方，而且就算沒有找到，跟現在的情況比，也沒有不好的。

如果發現喜歡的地方，那就暫時試著去看看吧。可以拿回「縱然在之前的學校不大順利，但在社會上還是會有自己的容身之處」這般的自信吧。

此外，學年度內能夠回到學校的人，國中生有22．8％（令和年度）。所以，不要慌張，慢慢地一點點前進就好。

那麼，小春後來怎麼了呢？

她首先在精神科醫師的指示下專心於調整身體狀態，將上學的事先擱置一旁，暫時以休養為主，但不是閒閒沒事做。盡可能地從起床後就過著規律的生活，也會在庭院裡跳繩。而為了提高血壓，攝取調味稍微重一點的食物，也服用藥物。

老是要小春「提起勁來」的爸爸，也避免說些讓小春感到壓力的話語。

專攻美術的班導因為擔心小春，會經常寫信給她。如果寫了「請來上學」或「我們等妳來喔！」之類的訊息，小春也會反感吧。但老師一句也沒寫跟這類有關的事。在信上總是畫著名人的肖像畫，再加上有趣的留言，因此小春也很期待收到老師的信。

一到週末，夏美經常會找小春玩。一開始是夏美一個人來，她們如往常一樣聊天、做點心、玩遊戲。後來，夏美也會帶些朋友來跟小春一起玩，也有小春不認識的人。不過，只要跟夏美在一起，她就不會害怕。朋友變多的小春漸漸恢復了精神。

想要回到學校上課的小春卻對此沒有信心，因此跟夏美討論了這件事。

「可以的話，我陪妳一起去。」由於夏美為她打氣，小春慢慢地回到學校了。由於想到讀書就會頭痛，所以一開始只在保健室待著。而班導有空也會去保健室陪小春，在小春面前幫她畫肖像畫。小春漸漸在學校找到了自己的容身之處，最近也能夠回到班上聽課了。

當朋友不登校，該怎麼辦？

當朋友不登校時，不可以劈頭就要對方來上學，或者責怪對方怎麼不來上課，諸如此類的話。

當然更別說取笑他們不登校這件事了。

另外，或許你會覺得是為了朋友好，才要告訴他：「你要是不來上學，之後會很辛苦，所以一定要好好來上學喔！」之類的話，但直指他們即使明白現在也沒辦法實踐的「道理」是相當殘忍的。

你的職責是像夏美那樣，如同以前一樣跟他做朋友，陪他一起遊玩、聊天。如果朋友跟你討論事情，就陪他一起煩惱，別讓他獨自一人。

依據情況不同，跟你相比，你的朋友或許會對自己不登校而感到丟臉，也覺得自己很慘，所以不開心、躲避你。你出於擔心用ＳＮＳ聯絡他，他也不回應。「回我啦！」或許你會想要發個牢騷，但就忍忍吧。因為有時候，他們會「不想跟任何人講話」。或許有人會想，那就先不要聯絡吧！但這樣想就錯了。孤獨是很令人難受的。就稍微給他一些空間，持續給予對方「怎麼樣？稍微好點了嗎？有需要我幫忙的地方嗎？」這樣的聯絡比較好。

「保持聯絡」對你的朋友而言，才是比什麼都來得重要。

2 暴力行為——勃發的怒氣

青少年經常會發生的問題行為中，有一項就是暴力。毆打父母、踹踢老師，不管對誰都任憑怒氣發散，捶牆壁、弄破門窗、摔手機。而在看到自己犯下暴行後的痕跡，卻又感到羞愧，變得越來越煩躁。

龍司也是這樣的孩子。

狂暴的龍司——說不出口的話

聽說龍司本來是怯懦且文靜的男孩，也非常疼愛小他兩歲的妹妹。龍司很喜歡溫柔的媽媽，但很討厭爸爸。「曾經是不良少年」的爸爸一旦喝酒，就會對媽媽動粗。只要爸爸開始打媽媽，龍司就會和妹妹兩個人僵在房間的角落。話要是說得不好，便會受到波及，而爸爸也因此會發更大的脾氣才告結束。這是龍司小時候就感受到的事。媽媽總是把「我只能靠你們兩個了」這句話掛在嘴邊，沒辦法保護媽媽所產生的罪惡感就這麼深植於龍司心裡。

進入中學後，龍司並不是很突出的孩子，成績中下，運動方面也不上不下，身高恰好也是中間值。課堂上不乖乖坐在位子上的孩子以及逃學的孩子不少，霸凌現象也猖獗，但沉默且不惹是生非的龍司並沒有引起別人注意。

龍司的國中位在從以前就是以混亂無序而為人所知的地區。也就是這樣，學校老師多是重視上下關係且嚴謹的健將。果不其然，龍司國中一年級的班導是那種在街上看到會以為他是黑道的類型，口頭禪是「別在那邊給我找藉口！」

安靜的龍司並沒有惹怒班導過。但每當聽到班導向同學發飆時，便會令他想到喝了酒就對母親動粗的爸爸，不禁覺得十分不舒服。他也真的因此吐過。每每去上學，龍司就覺得腳步好沉重。

國中一年級的冬天，前一天都還很有精神的爸爸驟逝。在酩酊大醉的狀態下就去洗澡，結果溺死了。雖然爸爸走了，但龍司並不會感到難過。坦白說，爸爸飲酒量年年增加，由於宿醉最近也老是沒去工作。龍司看到在家裡咆哮的爸爸，反感不已。然而，從今以後經濟上有無著落，才是他最在意的。

父親的葬禮結束，與媽媽、妹妹三人的生活揭開序章。但喪假結束後，龍司也不怎麼想去上學了。去了學校又會看到班導怒氣翻騰的模樣，想到這點他就提不起勁。

媽媽相當擔心龍司，常常主動找他講話，可是龍司卻持續忽略母親。一開始，媽媽以為他是因為父親離世而受到打擊，所以她什麼都沒說。不過，過了一個月，龍司還是這副樣子，媽媽再也忍不住，向龍司大發雷霆：「你到底要拖拖拉拉到什麼時候？再不去學校的話，以後怎麼辦？」

「噔」。

龍司心裡好像有什麼東西繃斷了。

「吵死了……！」龍司突然從床上跳起，使盡全力地毆打母親。意外被突襲的母親倒在地上。

「妳這傢伙到底為什麼把我生下來啊！」龍司的拳頭數次落在母親身上。「對不起、對不起。」看到不明就裡持續道歉的媽媽，龍司覺得好悲慘。毆打母親的自己怎麼跟他最討厭的爸爸那麼相像。但他並沒有因此停手。

之後，龍司動不動就對母親拳腳相向，不僅如此，也會對曾經疼愛的妹妹發飆、弄壞物品，甚至擅自帶走家裡的錢出去玩。

龍司大約有一年都持續這樣的日子。而跟滿身傷痕的母親討論後，終於暫時受到兒童相談所看管的龍司，在於那邊認識的諮商師推薦下前往精神科，診斷出他有「行為規範障礙症」。

發生原因

龍司被診斷的行為規範障礙症，是指不遵守社會規範，由於持續做出沒辦法讓他人安心生活的行為，變得無法適應於社會的人。

一下使用暴力、一下破壞物品，或是脅迫他人，反覆偷竊……簡單來說，就是「素行不良者」。

這樣的行為規範障礙症，不是大腦機能出現異常，而是他的行動會受到刑罰，一般比起去精神科就診，更多是由警察或兒童相談所之類的機構來負責處理。然而龍司使用暴力的對象僅有家人，他的母親與妹妹並不希望他因此受到刑罰，龍司自己也對自身行為感到非常羞恥，而且強烈希望改變立即就動粗的行為，所以才來到精神科接受諮商。

此外，當精神科醫師為有暴力行為的患者看診時，首先會注意其暴力行為背後是否藏有心理疾病。需要判別有無思覺失調症、雙極性疾患、強迫症等可能性。因為如果是生病的話，對方心不在焉的狀態也難以順利諮商。慶幸的是，龍司並沒有罹患這些心理疾病。

另外，也會確認有無先天上的特性，也就是智能低下或神經發展疾患之類。如果有這些隱因，要確認環境對於當事人而言，是否會對他造成痛苦，調整環境以減少當事人的壓力。

此外，也需確認是不是由於大腦機能改變導致生理疾病，或藥物作用引起亢奮狀態等等。

龍司是因為全都沒有受到這些因素影響，才診斷為行為規範障礙症。確診為行為規範障礙症的情況是，需要討論其心理背景，而龍司則有各式各樣的原因。

第一，他用了錯誤的方式表達憤怒。龍司的父親與班導都是如此，任由怒氣奔騰，一下揍人一下大聲叫罵。「焦躁的話就使用暴力」，龍司時常從周圍的大人身上學到這點。簡單來說，他並不清楚如何正確地表現自身的情感。

第二，他感到不安。其中之一是父親離世，之後家中的經濟該怎麼辦。還有，向學校告假太多，他也很在意自己之後的出路。聽到媽媽唸他「你以後要怎麼辦？」令他意識到自己的存在是無能為力，對自己的存在方式感到高度的不安，也是一大原因。

第三，他持續抑制自己對以前總是狂暴的父親，或是採高壓手段壓制學生的老師的憤怒。而這樣持續壓抑的想法卻向軟弱且無能為力的母親爆發了。

再加上，儘管他討厭動粗的自己，可是過去任何方面都不大突出，而且大家都把他當作空氣一般不在乎，透過使用暴力的方式，雖然扭曲，但他確認到了自己的「力量」。

揮別暴力的方法

憤怒是棘手的情緒，不但非常強烈，而當搞錯了處理方式，就會傷害到他人。然而，只要是人類，就不可能逃離憤怒的情緒，就像喜悅與悲傷等情緒一樣，是人類所擁有的一種自然情緒。

先要確認的是，其實不能斷言「憤怒＝不好的情緒」。憤怒也有好的一面。

例如，由祕密戰隊五連者為開端的英雄戰隊主人翁們，總是會因為敵人的惡形惡狀感到憤怒，對吧？但那樣的憤怒會被稱為正義。像這樣，為了跟不正當的事物戰鬥，打破現狀，改革事物，產生出不得不憤怒的強烈情緒能量。

正處於青春期，致力於「要成為什麼樣的大人」這樣龐大課題的你們，在這個過程裡，為了要確認「靠自己找出答案」這點，面對大人時，需要試著說出「我不要」。也就是說，易怒對你們來說是相當正常的。

正因如此，不是要把憤怒當作「不對的情緒」加以排除，而是作為難以避免的情緒，明白處理憤怒的方式才是重點。

感受到憤怒是我們無法控制的，但我們能夠提升自己處理憤怒的方式。越懂得處理憤怒，那你的怒氣就越不會傷害到他人。因為就算在心裡感到憤怒，只是感受的話就不會傷害到別人。

有些人有時生氣打打沙包就感到暢快，但這完全是誤解。做了這樣的事情，會越來越興奮，只是徒增怒氣罷了。

還有，毆打對方、背地裡斥罵，反而讓自己更加生氣。更別提因此暴飲暴食，或是亂吃藥之類，這樣只是暫時轉移注意力，令問題懸而未決。

處理這麻煩的憤怒情緒有三個訣竅。

第一，生氣時，要好好覺知自己正處於憤怒的狀態。

當你注意到心中所湧現的強烈情緒就是「憤怒」，便會真正地減少怒氣。另外，倘若你能夠注意到自己正在對誰感到憤怒，還有因什麼而憤怒，就不會像龍司那樣對妹妹大發雷霆，而傷害到本來並非是你憤怒的對象。

第二，積累怒氣到失去控制之前先行消化。

憤怒並不是靜靜忍耐，就會減少的情緒，是需要儘早圓滑處理的。感到憤怒時，先離開現場，試著冷靜一下，暫時做別的事情分散注意力，也是不錯的方法。

第三，決定要好好地將怒氣用言語表達出來，或是不表達而直接整理心情。

遺憾的是，表達憤怒後，對方不見得會改變。但將自己的心情用言語表現出來，會讓你跟對方的關係產生變化。即使有想說的話，卻什麼都不說，保持沉默，或故意拖拖拉拉，對方倒還會覺得不如直接反應給他會比較好。這樣一來，相處會更不順利。所以，如要表達，就用言語確切地傳達給對方知道比較好。

感到相當憤怒後，覺得「老是受縛於已經無法改變的過去，真的很無聊」，當然也可以不用說出口。但這並不是一筆勾銷或原諒的意思。這個意思是，既然沒辦法跟所有人都保持良好關係，就不用執著於跟那個人之間的關係，做現在自己應該要做的事吧。

除了這三點，還有一個就是**知道自己會在什麼樣的情況下容易感到憤怒，就**

能減少感到憤怒的次數。也就是說，知道自己會因為什麼樣的情況變得易怒、因為什麼契機而容易生氣，避開這些就行了。

在諮商過程中，龍司說出了，他感覺到自己本來就對父親與令他聯想到父親的班導抱持著強烈怒意。還有，因為媽媽說「只有你們可以依靠了」，但他卻沒辦法保護媽媽，所以感到痛苦。要是媽媽那麼痛苦就離婚，而要一起住的話，就跟爸爸戰鬥。總之，他希望媽媽自己可以好好決定。

他一面哭著，一面訴說他曾想把這些心情告訴媽媽。當然，他也曾覺知到，自己對未來抱持不安或沒有自信這些事。他決定把這些想法親口告訴媽媽，也的確這麼實踐了。媽媽努力傾聽龍司的話，也答應他「之後會努力活下去」。

人們會在他人傾聽自己的話時，發現自己的情感並且進而整理。這就是諮商的職責之一。

當龍司感受到自己的怒氣時，他漸漸地不會像以前那樣什麼都不說，而是能夠確切表達出「自己想要這麼做」的想法。

其實，爸爸對媽媽家暴是屬於違法的行為。甚至，倘若在孩子面前有此犯行，在現下已被視為相當於兒童虐待之行徑。就算沒有直接毆打孩子，也已經對其造成心理上的虐待了。而受虐兒童假使打電話到兒童相談所求助，也有保護孩子的機制。另外，縣市內也設置了家庭暴力暨性侵害防治中心，以協助受到配偶暴力相向者，讓被害女性逃離家裡時有個棲身之所。「如果那時我就知道這些事情的話……」龍司的母親潸然淚下，旁邊的龍司也泛著淚。

就這樣，龍司的家漸漸再次恢復和氣。

憤怒並不是不好的事，但暴力卻是。希望你也能夠學會控制自己。

3 割腕行為——開不了口的祕密

當青少年來到問診室時，我經常會這樣問：「你有沒有割腕？」

於是，不少孩子會驚慌地倒抽一口氣，回答：「……嗯，我有割腕。」

「割腕」是使用利刃割自己的手腕，而以「割腕」為首的自殘行為，說是現在於精神科青春期門診中最常見的問題行為也不為過。

現身問診室的梨華，其左手手腕上就有著無數傷痕。

傷害自己的梨華——我只剩下這個了

梨華小時候絕對稱不上是個幸運的孩子。爸媽是因為有了梨華而奉子成婚，結果僅僅半年就離婚了。母親獨自產下梨華，但才十八歲的母親只顧著玩樂，根本沒有照顧梨華，所以實際上養育梨華的，是住在一起的外公外婆。

外婆不苟言笑，雖然會為梨華煮飯洗衣，但就好像只是淡淡地處理公事般對待梨華。然而，會對梨華笑容以待的是才剛退休不久的外公。梨華是深受外公疼愛的孩子。

即使上了幼稚園，媽媽參加家長參觀日或運動會的次數也是寥寥可數。就算來了也一副不耐煩的樣子，好像被外公外婆唸了才勉為其難地「參加」的感覺。

梨華最討厭的，就是媽媽喝了酒回家後總是說爸爸的壞話，而且說完肯定都會補一句：「妳有夠像妳爸。」

進入小學，梨華交到了朋友。她跑步非常快，每次都被選為班際接力賽的代表。外公外婆也都會幫她加油，對於梨華活躍的表現感到開心。所以，即使母親沒有到場，梨華仍舊很開心。

她是個對任何事都很努力的孩子，對班級事務也相當積極。小學六年級時，被選為兒童會幹部。老師對她的評價是「梨華總是相當積極」。

升上國中後，梨華的母親再婚，而且已經懷孕四個月。對方是母親上班的小型建設公司的社長，同樣也有一次的離婚紀錄，但對方沒有小孩。所幸家裡離得近，梨華無須轉學。但梨華離開了已經跟外公外婆一起住習慣的家，跟母親、繼父開始了三個人的生活。

越是接近離家的日子，外公就越常向梨華說：「到了新家或許會很辛苦，但為了新的家人，要好好地同心協力，努力下去。」

媽媽結婚大約半年後就生下了弟弟，但這次媽媽卻盡心盡力地照顧孩子。繼父下班後，也會馬上到房間察看正在睡覺的弟弟。

看到他們這樣，梨華感覺自己在家裡並無容身之處，想要回到外公外婆家。但是，一想到外公跟她講的「要跟新的家人同心協力」，就忍下來了。

國中二年級的十月，班上發生了偷竊事件，同學的錢包在教室被偷了。而那個錢包上印有梨華最喜歡的卡通人物的圖樣。

雖然進行了各種調查，但最後還是沒有抓到小偷。當然，梨華自己也沒有印象了。

然而，幾天後的放學時間，為了拿忘記拿的東西而返回教室的梨華，在快要接近教室門口的時候，聽到了難以置信的事。

「小偷就是梨華吧？她也很喜歡那個卡通人物啊……」

「欸？真不敢相信……」

說話的人是坐在她隔壁的真由美。這是毫無根據的傳聞吧?!但梨華因此受到了強烈的打擊。「我被懷疑了。為什麼……為什麼……」

最後，梨華沒有回到教室，就這樣直接回家了。隔天她便向學校請了假。但即使梨華請假，媽媽也沒有特別關心她，就跟往常一樣帶著弟弟去星巴克。梨華形單影隻，而在這時感受更加強烈。好想哭，卻怎麼樣都哭不出來。

就在那天晚上，梨華第一次割腕了。

美工刀就放在書桌上的筆筒裡。梨華的手伸向美工刀。儘管遲疑了下，還是拿起了美工刀。最前端的刀片斷了一半而且很髒。梨華謹慎地折斷刀片，將新的刀片抵在左手手腕上，緩慢地移動著。一道血痕橫亙於她白皙的手腕，梨華覺得，這就好比在帆布上以極為細緻的紅筆書寫似的。不可思議地並不覺得疼痛。而且，梨華因此發現到之前支配她的鬱悶不快，恍若撥雲見日般消失無蹤了。

在那之後，梨華便對割腕欲罷不能。每當心情難受，她就會割腕。梨華自己也明白持續這樣的行為是不可以的，但不知為何就是難以停手。

在穿著長袖的季節裡，不大有人會發現梨華割腕。但不可能永遠都隱藏得住。一開始發現到這點的是同學，是換穿體育服時發現的。結果，那個同學向班導報告這件事，班導也轉告給梨華的母親知道。

「梨華好像有很多煩惱，請您帶她到精神科就診。」

接受了班導的建言，梨華也因此去了精神科就診。

割腕行為會加重

今日，割腕行為正蔓延擴大中。

根據以大學生為對象所進行的調查，有6．9％的人有過自殘經驗。而他們開始自殘的年齡，平均是13．9歲。此外，半數的人有過兩次以上的自殘行為，平均自殘次數為6．3次。

其他調查數據也顯示，在國中生中有8．9％的人出現自殘行為。對於青少年而言，割腕是很容易陷入的問題行為。

普遍來說，女孩子比較容易有割腕行為。而實際上來到醫院的，也是女孩子居多。但根據不同的調查，多數報告所呈現的男女比例並沒有太大的差距。

割腕行為的特性

最多人自殘的部位是非慣用手的手腕。由於右撇子的人比較多，所以通常都是割左手手腕。然而，有不少人也會自殘身體的其他部位，像是兩邊的手腕都有、上臂、肚子、大腿，還有人會割自己的脖子，但這是極度危險的。

割腕的工具多為美工刀、剃刀。但很多人只要是尖銳物品都會拿來使用，也有人是用指甲抓到自己滿是血痕。

他們幾乎不會在別人面前自殘，像梨華那樣，會在獨自一人時自殘，而且會反覆好幾次。有時，同伴之間甚至會流行這樣的行為。

雖有割腕行為，但未必會打算自殺。然而，以有過「刻意傷害自己的行為」的人為對象所做的調查，其數據顯示，約有3～7％的人最終會走上自殺一途。這是非常高的機率。所以，對於作為自殺警報的割腕行為不可不慎。

發生原因

梨華的情況確定是「適應障礙症」，這在「不登校」一節已經說明過。簡單來說，因為無法順利處理壓力，才變得無法停止割腕行為。

然而，在割腕的人之中，有不少人是由於大腦機能產生問題，罹患了心理疾病。如第1章提過的憂鬱症、雙極性疾患、思覺失調症、社交恐懼症、強迫症等，各式各樣的心理疾病都有可能是發生原因。

還有，也需要注意的是，為降低病患的焦慮感，醫師所給予的抗焦慮藥物之副作用會令人有如醉酒一般，有時讓在冷靜的狀態下不會割腕的人，卻因這樣的副作用而自殘。

而於治療方面，在判別這類心理疾病或是藥物影響後，也會考慮心理背景。

梨華的情況是，直接的契機就是她感到自己被朋友懷疑是小偷。但這只不過是導火線而已。

梨華本來就沒有受到母親重視，感受到強烈的孤獨，甚至覺得自己要是沒有被生下來就好了。這樣的寂寞感因為外公的疼愛而被填滿。然而，因為母親再婚，她沒有繼續跟外公住在一起。加上外公還告訴她：「要跟新的家人同心協力，努力下去」，所以她誤解成，就算煩惱，要是依賴外公也會令他難過吧。

而梨華用在學校也很認真的態度來掩飾自身的寂寞，但卻被同學懷疑。上學這件事對她而言變得不容易，也代表失去了學校生活這項支持。失去了外公、學校這兩方的支持，梨華找到了可以支持她活下去的新事物——那就是割腕。

沉溺於割腕的原因

大部分割腕的人會說：「我知道最好要停止這種行為，但就是停不下來。」梨華也是一樣。這就跟「藥物成癮」（參照Column 2）的人沒辦法戒掉藥物一樣。

梨華第一次割腕時，體驗到了心中的鬱悶不快猶如撥雲見日般消失無蹤。確實也有很多人說「割腕時心情就好了起來」、「感到放鬆安心」。

割腕會帶來清醒感或安穩感似乎是事實。這麼說來，給予身體一定程度疼痛的針灸及艾灸，甚至就連腳底按摩也都能消解疲勞，可能原理相似吧。

然而，割腕會留下傷痕。尤其在日本社會，很多職場要求女性穿著制服，所以要是手腕留下傷痕，未來可是會很令你煩惱的。當然，出血過多而血液不足，或是傷口很深，就會傷害到動脈或肌腱甚至神經，所以割腕真的不是個好方法。

嘗到割腕所帶來的清醒感或安穩感的人之中，有像梨華這樣反覆尋求暫時性舒適的人，因此割腕行為更為加劇。原因是，這樣的效果維持的時間很短，而想要有相同效果的話，就必須逐漸給予更深的傷口。然後，最終卻沒有效果，反而陷入了不自殘就冷靜不下來的狀態。

其中，還有人發現透過割腕，會受到旁人的關注與擔心。這對原本孤單的他們而言，是令人開心的經驗。不過，旁人也只是短暫擔心而已。一旦反覆自殘，周圍的人也會漸漸感到厭煩，甚至比之前更加冷淡以對。於是，他們最後更感到孤單。

割腕最後所留下的，只有無數的傷痕與孤獨，其他什麼都沒有。

此外，雖然不是割腕，援交也是一種傷害自己的方式。援助交際，簡稱援交，指的是女性暫時藉由與男性交際得到金錢。通常會伴隨透過性行為來取得金錢的賣春行為。這在心理層面上，也跟割腕行為有著相同的意味。

擺脫割腕行為的方法

擺脫割腕行為並非易事。因為停止割腕後，之前因割腕以為消卻的寂寞與不安又會再次甦醒，所以多數人終究會恢復割腕行為。

要揮別割腕有三大重點。

第一，思考要怎麼樣才不用割腕的方式來度過「現在、這一刻」呢？

在遙遠的將來，未來的自己會做出些什麼，只要相信這點並信任生命就好。然後，讓現在的自己專注於當下。

最一開始，首先為了讓想要割腕的衝動通過，要思考各樣小方法。例如，把美工刀寄放在爸媽那邊；為了不抓傷自己，就把手用繃帶包起來；想要自殘時，就打電話給朋友，或是看喜歡的YouTube頻道、鍛鍊肌肉、去便利商店、閱讀、為自己唱搖籃曲等等，試著使用看看各種不同的方式。

當然，這些方法能夠得到的效果，對於具強烈感的自殘衝動而言，多是無濟於事。不過，這比起什麼都不做還要好。如果自殘衝動過於強烈，而在自己家裡很難過下去的情況，就要暫時住院。姑且以這樣的方式來處理現在的情況。

倘若找到了能夠順利克服衝動的方法，就反覆使用這個方式看看。

梨華是跑到稍微有點距離的外公外婆家，最有效果。一方面是她喜歡活動身體，再來是外公說來說去，就是因為梨華不在身邊會寂寞，所以看到梨華來就會非常開心。

第二，練習將自己的想法用言語表達出來。

在「暴力行為」一節也有提到，將自己想說的話用言語表達出來，是最強而有力的對策。

看到割腕的孩子，我總會想，沒辦法好好說出自己想法的孩子真的很多。未必是因為他們沉默，而是很多孩子不會去談論自己的感覺。梨華也是如此，一個人扛著各式各樣的煩惱，如憤怒與不安，才不禁走上割腕一途。

青少年由於還無法完全掌握自己的心，不善於將自己的心情說出來，也是自然。尤其像梨華這樣，很少有讓別人傾聽自己心聲的經驗時，在關鍵時刻就不知道要怎麼說。正因如此，就算是一點點也好，從平常就大量累積跟別人傾訴的經驗。

特別是要跟朋友多多談話，不是只有你自己，你的朋友也會覺得自己是個有著一大堆煩惱或有缺點的、不完整的存在。而且，你朋友也跟你一樣，會覺得「雖然自己沒什麼了不起，但仍有可取之處」。這就是非常重要的經驗了。

第三，尋找多個夥伴以及支持你的人。

為了要揮別割腕，找到幫你打氣的人是越多越好。如果只有精神科醫師的支持，發展不會很順利。

慶幸的是，梨華找到許多支持她的人，應該說這些人本來就在。外公當然不用說。外婆雖然沒什麼表情，但其實也深愛著梨華。對於在學校總是全力以赴的梨華，也沒有同學會說她不好，而背地裡說三道四的真由美也只是隨便亂講罷了。

然而，意外的是，強而有力的支持者出現了，那就是梨華的繼父。他與梨華的母親結婚時就決定要當好梨華父親的角色。只是他不知道該怎麼向正處於青春期的梨華搭話。從他疼愛弟弟的模樣就能看得出，他本來就是特別疼愛孩子的人。而看到先生的樣子，母親也開始反省。

受到眾人的支持，梨華現在已經不再割腕。不僅如此，她也學習積極地接受原本十分討厭的「自己的存在」。

當朋友有割腕行為，該怎麼辦？

假如朋友有割腕行為，那你該怎麼辦？首先，要留心當你看到他滿是傷痕的手腕的反應。

其實對於精神科的護理師而言，看到滿是傷口的手腕也仍不習慣，心情會受到影響，甚至有些人還因此作夢。所以，如果你看到滿是血痕的手腕，當下離開現場，立刻去找保健室老師之類能夠包紮的人吧。

其次，當朋友坦白告訴你，他會自殘時，怎麼回應也很重要。

不用說，任憑好奇心驅使，勉強對方讓你看他的傷口是非常差勁的行為。絕對不能這樣做。

另外，也不要跟朋友說：「你想讓人感到噁心吧！你是白痴嗎？」幾乎沒有人是想要讓別人覺得噁心才自殘的。口無遮攔地說不好聽的話，只是讓朋友更加痛苦。

對朋友而言，自殘是保護自己遠離孤獨感與不安的最後手段，絕對不是好法子，但他也只有這個下下策了。所以，不可以不分青紅皂白地就批判他人的自殘行為。

我希望你能告訴朋友：「你很痛苦吧！而且也很努力了。不過，可以的話我希望你能停止傷害自己。」

然而，告訴朋友「當你想自殘時，就告訴我吧」這種話是有點危險的做法。自殘的衝動比你所想像的還要強烈，而且會反覆湧現這樣的衝動。我尊重你願意讓朋友找你訴說心情的想法，但如果你一個人承擔這樣的情緒，你會承受不住而筋疲力盡。最後，可能換你對朋友發飆：「虧我那麼擔心你，但你到底要自殘到什麼時候?!」而離開朋友。

就是因為這樣，你絕對不要一個人承受。我希望你告訴朋友：「我想要幫你。當我能聽你講話時，也想聽你說說心事。但我沒有信心能夠一人承擔，所以我建議你跟老師或醫生討論看看。」

再進一步說，就算朋友要你「不要跟別人講他自殘的事」，也絕對不能保守這樣的祕密。因為當你保守祕密的期間，朋友身上的傷痕只會變得更多，而且如果走上自殺一途，那是你連後悔都來不及的。

我希望你建議他：「如果我幫你保守這個祕密，只會讓你留下更多的傷，所以我沒辦法幫你這個忙。去找老師吧！可以的話，我陪你一起去找老師。」

而假使朋友開始接受治療，卻還是回到了自殘狀態，也別責怪他。請你告訴他：「沒關係，重新再來就好。」如果朋友自暴自棄，就會差點放棄治療也說不定。但他的心底肯定比誰都還希望能夠回到正軌。我希望你也這麼相信。

4

藥物過量——考慮自殺這項問題

「Overdose」簡稱為「OD」，但你知道這個詞彙的意思嗎？

「dose」是藥物的服用量，而藥物服用量「over」，便稱為「overdose」，過量攝取藥物的意思。

OD也是現在精神科醫療上的一大問題。

美櫻服藥是在三月，跟她的名字一樣，是櫻花正美麗的季節。

● 企圖自殺的美櫻——連續自殺事件所造成的結果

美櫻升上國中的那年暑假結束時，學校發生了一起事件。有個三年級的女生自殺了。但她怎麼自殺的，美櫻她們並不清楚，但根據之後聽到的傳言，體育老師好像是第一發現者。

美櫻與那個學姊很熟，她們在小學排球社一起度過了三年的時光。她很會照顧人，也仔細地教導美櫻她們排球基礎。而且，她的媽媽也是排球社的家長會會長，練習後總是會帶零食或飲料慰勞她們。就是因為那個學姊也在排球社，美櫻上了國中也依舊加入了排球社。

然而，上了國中三年級就得退社，美櫻就聽說她請假了，在學校也沒看到學姊。據傳她是煩惱未來出路，所以身體出了狀況，也去看了精神科。

學姊自殺的隔日，學校召開緊急集會，美櫻才從校長那裡得知這項消息。她霎時懷疑是自己聽錯了，校長在說什麼，她聽不大懂，看了看周遭，已經得知這項消息的三年級女學生和老師都哭成一團。但是，不認識學姊、其他年級的學生們多半一臉無關痛癢，也有那種好奇地四處詢問著「誰啊？是誰？」令人厭惡的男生。

悵然若失的美櫻確切地感受到學姊的死亡，是守靈夜那天看到她的身影時。

學姊笑了。美櫻既不悲傷也不恐懼，難以言說的感覺突然湧上美櫻的心，令她不禁哭了。

美櫻一邊抽泣一邊跟母親向學姊上香。隨後便走向家人的座位，看到學姊的媽媽。

「謝謝妳們來……美櫻長大了呢……」學姊的媽媽流著淚說道。

「阿姨……」美櫻什麼都說不出口，明明知道學姊請了假但她也沒聯絡學姊，她不禁認為，是不是因為自己害學姊自殺了……

在那之後，校內有一陣子仍持續討論這個事件。大家各說各話。有人把責任歸咎到老師身上，「是不是班導太緊迫盯人了啊？」也有人說：「自殺的人真的很懦弱欸！」也有人害怕自己某一天也走上自殺一途。更有人大聲說道：「她肯定很痛苦吧。死了還比較輕鬆，這有什麼不好的？」也有人閉口不談。

不過，校慶迫在眉睫，所有人都忙著準備，學校慌張急促地恢復了原本的模樣。至少對美櫻而言看起來是這樣子。但事件並沒有就此落幕。

那年十二月，排球社加強特訓結束後，回到女子更衣室的美櫻她們，目擊到了難以置信的景象。

她們看到一個小時前因身體不適而應該早就回到家的社員夥伴躺在那裡。

美櫻起初還想「怎麼在這個地方睡覺？」

「還好嗎？」本來要出聲呼喚的美櫻倒抽了一口氣，那名同學的樣子太奇怪了，臉色蒼白地看向遠處，脖子上有繩結，綁在更衣室掛衣服的鉤子上。

「啊！」不知道誰在大叫著。

她自殺了。

那之後的事，美櫻已不大記得。顧問老師急忙趕到現場，警察也來現場勘驗採證，美櫻被叫去做筆錄。但是她說了什麼，之後怎麼想也想不起來，腦袋一片空白。

最後，調查結果判定並非意外，而是自殺。

「很不好受吧，辛苦妳了。」

美櫻她們也被釋放回到家裡，但是她的心仍舊困在那個當下沒有受到釋放。

在那之後，美櫻也被各式各樣的症狀折磨。

首先，她沒辦法踏進女子更衣室了。不，應該是說，她沒辦法踏進體育館內了。就算想進去，那天更衣室的景象就會突然閃現於腦海。不僅如此，那日所感受到的恐懼也會同時湧出。這體驗令她感到不適。

當然她也沒辦法去排球社了。其他同學來找她，但她卻害怕到動彈不得。美櫻為這樣懦弱的自己感到丟臉，也避免跟很有活力的同學交流來往。

體育之外的課程她還算能上得下去。只是，她突然覺得周圍的人們就好像在另一個空間的感覺，感受到強烈的孤立感。她也不知道什麼原因，總是覺得自己害死了夥伴。

身體狀態也變得不好，不知為何感覺身體沉重、頭痛、焦躁不安，因此時常遷怒媽媽、書也念不下去，晚上難以入睡，就算睡著了還是會夢見「那一天」而驚醒。

漸漸開始向學校告假的美櫻二月底來到了精神科。她被診斷出有ＰＴＳＤ（Posttraumatic Stress Disorder＝創傷後壓力症候群），也開始服藥。但藥物需要一段時間才會出現效果，因此起初各式各樣的症狀都沒什麼減輕。

某個晴天的晚上，美櫻在床上翻來覆去就是睡不著。

（為什麼要自殺呢……）

學姊的臉、死去的夥伴的臉不斷在她腦海浮現，而且不管怎樣就是揮之不去。

（好痛苦，好痛苦喔……）

窗外有著櫻樹。忽地，美櫻覺得她們似乎在呼喚自己。

枕頭旁邊有昨天在精神科拿的藥。美櫻打開了房間的燈，搖搖晃晃地從袋子裡拿出藥。一顆、兩顆、三顆，她把藥放在手掌上，一口氣就吃了兩週的分量……

來到美櫻房間關燈的媽媽，發現桌上大量藥袋空空如也，將美櫻送往醫院，才保住了她的性命。

這是發生在三月，一個有著月光的夜晚。

現在有多少孩子企圖自殺？

之後的章節（第3章）會針對美櫻所罹患的PTSD再說明。在此，要來討論關於未成年自殺的問題。

美櫻所行使的手段OD，有各式各樣的原因。有人是用來像美櫻這樣以自殺為目的，這種方式與割腕有相同的意思。甚至有人是為了逃避現實想「沉沉睡去」，或追求藥物所帶來的亢奮感。

作為參考，在精神科通常會開的處方藥是抗焦慮藥，一旦服用過量就會感到如飲酒後的酩酊感。目前也有人為了追求這樣的感覺而濫用，成了一大問題。

在日本，未成年自殺人數二〇一九年是659人（根據警政署統計）。而二〇一九年於十萬人中十至十九歲的自殺者占5．9人。此外，從所有年齡來看則有16．0人，因此相較於成人，十四歲青少年自殺的比例其實較少。

從二〇〇九年至二〇一九年，連續十年全體自殺者人數持續減少中（32,845人

→20,169人），但只有未成年自殺者數沒有降低（565人→659人）。順帶一提，國中生從79人增加至112人。在孩子人口年年減少的狀態下，自殺率反而增加，可說是大問題。

●發生原因

警政署每年都會提供自殺原因或動機相關的數據。根據二〇一九年的統計，未成年自殺原因最多的是「學校問題」，有二百零二件。其中，最多是跟「出路」相關，有五十七件；「學業表現不佳」則有五十五件。而聽到自殺，可能會馬上聯想到「霸凌」，但經警方判定是由於霸凌導致自殺者只有兩件。

第二多的則是「健康問題」，有一百三十八件。這裡面因為煩惱於心理疾病者則占一百一十五件。此外，因生理疾病或身體障礙的煩惱則不超過十二件。

第三多的是「家庭問題」，一百一十六件。「親子不和」四十二件，「因家人管教、斥責」則是三十三件。

美櫻的學姊煩惱於未來出路的結果，就是身體搞壞了，為此往返於精神科。這是容易導致自殺的類型之一。

僅就國中生來說，最多則是因「學校問題」四十一件，次者是「家庭問題」二十八件，第三則是「健康問題」十五件。

假如朋友自殺了，你會有什麼感覺？

朋友自殺會讓你的心裡有如起了風暴，情緒五味雜陳。

很多人一開始會像美櫻那樣十分驚恐，腦袋一片空白。也有人認為，是否自己聽錯，甚至之後再回想，有不少人會說記不起來所發生的事情。

稍微過一些時間，最常出現的感受就是「罪惡感」。美櫻感受到的，是「因為自己沒有聯絡，學姊才死了」。但不同年級，就算聽到對方身體不好，也不方便聯絡。沒想到對方就這樣走了，但也不是因為美櫻而自殺。不過，相當多的人會覺得，是「因為自己害對方死掉」。

就如美櫻的學姊離世後，班上同學也都在討論那樣，自殺之後會讓周圍的人湧起許多情緒。有人認為，自殺是某些人造成的；有人對死者的「怯懦」感到憤怒；有人東想西想為自殺找理由好說服自己；有人則會想，自己是不是也要去死，而感到焦慮；有人因自殺的發生，覺得丟臉而躲起來。想法因人而異，但同一個人心裡也會有好幾種情緒升起又揮去。只要是人都會感受到這一切自然的情緒。不管湧現什麼樣的情緒，都沒有必要覺得丟臉。大家之所以掙扎，只是為了讓自己的心情能夠早日恢復平靜罷了。

另外，像美櫻那樣目擊到自殺現場的情況，有時會令當事者罹患PTSD。

還有一種必須注意的現象，那就是「自殺模仿」。

所謂自殺模仿，是在一個期間內某個場所發生多起自殺事件的現象。而美櫻的學校所發生的事就可稱為自殺模仿。

以前由歐洲文學家歌德以實際經驗為創作主題的《少年維特的煩惱》，是一部描寫悲戀的小說，受到影響的許多年輕人就如小說主角那樣以手槍自殺，所以自殺模仿也被稱為「維特效應」。

一般認為，這個現象在青少年之間特別常見。因此當某人自殺後，重點就是仍在世的人們要相互留心。

如果你發現朋友想自殺的情緒似乎越來越高漲，就直接告訴他「絕對不要跟著去自殺」。在日本有將自殺視作禁忌避而不談的風氣，但我希望你明白，三緘其口無法防止自殺發生。

當朋友坦白告訴你「好想死」，該怎麼辦？

像美櫻一樣遭到想死的心情侵襲的情況並非特例。漫長的人生裡，任誰都可能會有這種想法。據說，年輕人中有六至七成曾經考慮過自殺。

如果你朋友坦白告訴你「好想死」，那你該怎麼辦呢？

首先，重點是不要轉移話題，認真聆聽，不要對這對那插嘴，就靜靜聆聽即可。「不要說這些，提起勁啦！」或是「如果是你，肯定沒問題的」，輕易說出這些鼓勵的話也幫不上忙。想死的心情不會因為這些風涼話就消散。與其這樣，還不如好好聽對方說話，理解對方目前到底煩惱什麼，表現出這樣的態度才好。
當然，朋友想不開到想死的地步，那份痛苦是沒辦法這麼簡單就能明白的。也就是這樣，也別說「我明白你的痛苦」這種話。
當對方向你說「我好想死」，聽了這句話的你也會很難受，所以或許會不小心想脫口而出：「不可以這麼想喔！」但即使你說「不可以」也無濟於事。
因此，別劈頭就說「不可以死」，而是直接認同朋友的心情，回答：「這樣真的會讓人很想死呢」。
也不可以對他加諸如「自殺是壞事」或「你媽媽會很傷心的」這類普世價值觀。因為，朋友自己都很清楚這些道理，但就算都懂這些道理，還是想死，他是真的很痛苦的。倘若你告訴他：「自殺是不好的喔」，朋友從今以後肯定不會再找你商量討論了。
詳細聽完對方的心聲後，你能做的就是告訴他：「也許你會想死，但我不希望你死。」像這樣將自己的心情確切地用言語表達出來。就算朋友回你：「為什麼不能死呢？」希望你能反覆堅持地對他說：「我就是不希望你死掉，這樣我會很難過。」

當你很常聽到朋友告訴你想死掉，自己的心情也會漸漸受到影響而感到痛苦，或許會想跟他說：「你要是那麼想死的話就請自便。」但當你真的講了這種話，或許就會促使他自殺，所以千萬別那麼說。

還有，告訴朋友：「我知道你的痛苦讓你覺得不如死了算了，但是除了死之外，應該還有其他解決方法吧。」推動他一起思考也是不錯的方式。

如果你感受到朋友死意堅決，務必要告知老師或朋友的家人，才能守護他的性命。也要有所覺悟，如有必要，就得住院才能防止朋友走上自殺一途。

5 網路與遊戲成癮

七〇年代後半，許多人狂熱於打磚塊或太空侵略者等遊戲，在遊戲中心或咖啡店所放置的遊戲台前放上多個一百日圓硬幣坐著打遊戲的大人們，令手頭空空的小孩們傾羨不已。

而這樣的電腦遊戲一舉進入到家庭內是從一九八三年「紅白機」上市開始。購入一台玩遊戲就不用錢，因此電腦遊戲就成了孩子們的娛樂。

此後經過了三十年以上，遊戲更多樣且機能更提升。在人手一支智慧型手機的時代，也演化成線上遊戲。對於青少年來說，現在取得遊戲十分容易。

於是就出現了過於熱中遊戲的孩子。陸斗便是其中一人。

無法停止打電玩的陸斗

「小陸，危險！」

我慌張地在現場趴下，子彈彈到斜前方牆上，敵人就在後方。我轉頭朝向對方射擊，距離我相當近的敵人就此倒了下去。

「謝謝！幫了我大忙。」

「好危險喔！但小陸腰射真的很厲害！等等教教我啦！」

雷娜總是很親切地對我說話。她的年紀應該比我大一點吧，很擅長長距離的步槍射擊。

「敵人還剩下一小隊，在對面的那棟建築物裡。」隊長艾傑的聲音傳了過來。

「我從右邊繞進去，左邊就麻煩小陸了。雷娜從這裡開始掩護我們。」

「知道了。」

「好的。」

為了殲滅最後的敵人，大家開始行動。我們「CRUMBLE」這隊的裝束與武器統一為藍色，團隊合作出類拔萃，勝利就在眼前。然而，就在此時，意想不到的敵人亂了我們的陣腳……

「陸斗！你到底要玩到什麼時候？適可而止！」

耳邊傳來高分貝的聲音。媽媽強行扯掉我遊戲用的耳機，甚至硬拔掉插頭。差一點就要大獲全勝了欸！無臉見一起奮戰到剛剛的艾傑與雷娜他們了。

「妳是怎樣啦！」

「你這麼晚都還在玩遊戲！就連學校也不去！」

「吵死了!!」

我因為憤怒而失去控制，想都沒想地直接對媽媽出手。

媽媽嚇到身體僵直，但我仍舊持續毆打媽媽，不斷不斷地持續對媽媽拳打腳踢……

這是陸斗開始暴力行為的緣由。

陸斗的父親只要一賭博就會失控。

「有了孩子就會改變吧」，母親這樣的想法只是幻夢一場，就算有了陸斗，男人也沒有絲毫戒賭的意思。

不只不顧家，還因為賭博一直借錢，為此受夠的母親把剛生下不久的陸斗帶離了那個家。之後，他們開始了兩人生活。母親做著行政職，把陸斗養大。養育頑皮又令人費心的陸斗並不簡單。在媽媽忙碌時，他也會一直要媽媽陪他玩。煮飯也好，洗衣也好，都很難一次就搞定。而且也沒有其他人能夠陪陸斗。

但媽媽發現讓陸斗玩手機遊戲時，他就會很安靜。陸斗會玩遊戲時，是托兒所大班的年齡。

陸斗很討厭輸，只要遊戲輸掉就會耍脾氣，有一次還把智慧型手機丟在地上，導致手機壞掉。

上了小學後，陸斗也很難坐著乖乖聽講。不是常常聊天，就是心不在焉，為此總被老師斥責。同學也漸漸變得會取笑被老師責罵的陸斗。就這樣，當陸斗升上高年級時，他完全就是討厭學校。

進入國中後，課程內容變得困難，功課更多，學校也是討人厭的地方。而能讓陸斗忘卻在學校裡所感受到的焦慮不安的，就是遊戲了。

小學時就玩智慧型手機遊戲的陸斗不斷地央求媽媽，上了國中後，終於昂貴的遊戲機入手。媽媽買給他時，他答應媽媽——「做完作業的一小時就是遊戲時間」。因為要是沒答應媽媽，她就不會買遊戲機了。不過比起功課，遊戲比較有趣。

「功課做好了嗎？」陸斗無視於媽媽的詢問，持續打電玩。

特別是一款名為「戰鬥之街」的遊戲，緊緊抓住陸斗的心。這是款透過網路，能跟全世界的人們一起玩的ＴＰＳ（Third-person shooter）遊戲，也就是第三人視角的射擊遊戲。從主角的上方或斜上方觀看，操作主角，使用槍枝等武器打倒敵人的遊戲。打倒敵人時的成就讓人心情飛揚。而真實的槍聲與各式各樣的音效令情緒亢奮，而且不管什麼樣的武器都超帥。

陸斗一開始不是很會玩。為了要熟練，一小時的時間完全不夠。遊戲時間更長了。陸斗的腦袋裡全是遊戲，無法思考學校或讀書方面的事。終於，熟練腰射的陸斗，登上排行榜前幾名。

其間，總是處在排行榜前幾名的艾傑與雷娜向陸斗發出組隊的邀請。

那時，隊伍統一的裝束以及武器顏色相當流行。「隊伍的裝備就統一用藍色吧！」這是雷娜的提議。陸斗也覺得這樣很帥。

武器或裝束得用轉蛋的方式花錢才能得到。陸斗將存了一陣子的紅包錢用掉，卻沒有得到想要的顏色。因此陸斗偷偷使用媽媽的信用卡儲值。結果，為了備齊藍色裝備就花了五萬日圓。媽媽直到收到信用卡帳單才發現這件事，她斥責了陸斗，陸斗剛開始也道了歉，但實在抵擋不過裝備充實的魅力，之後反覆擅自儲值。

打遊戲最興奮的是打過午夜十二點。直到深夜還持續玩遊戲，因此陸斗的生活完全日夜顛倒，早上起不來，當然遲到，成績也每況愈下。媽媽或老師總會責罵陸斗，因為被罵就更討厭學校的陸斗最後選擇不登校。

他幾乎沒有真實世界的朋友。能夠了解他的夥伴就是艾傑跟雷娜而已。

打電玩的時間越來越長，一被白天要工作的媽媽詢問，他就撒謊：「我白天沒有玩」，其實有時候玩了超過十六小時以上。

而陸斗終究對阻止他玩遊戲的媽媽行使暴力，而且一次比一次嚴重。當媽媽要拿走他的遊戲機時，他反應非常激烈，牆壁上甚至因此出現好幾個洞。

國中三年級時，每當媽媽看到他就會問：「你要考高中嗎？」

陸斗本身對考試非常在意，也曾經打算減少打電玩的時間。但一旦開始玩遊戲，就會變得非常熱中且無法停手。在玩遊戲時，也不用去想學測的事。當想要戒掉遊戲，就會更焦躁不安，差一點就要爆發出來，陸斗也就因此更投入在電玩裡。

終於，在家裡大肆胡鬧，讓媽媽骨折的陸斗被半強制地帶到了精神科。

發生原因——熟悉網路的年輕族群

根據二〇一九年內閣府所執行的「青少年網路利用環境實態調查」，國中生的網路使用率是95．1％。對你而言，網路已經是不可或缺。不，不只有你，對於全體社會而言，網路是不可或缺的存在。

現在成年人中雖然有人會覺得「小孩子不要上網，去野外玩啊！」但如果被說不可以就不使用網路而出社會的話，卻會吃很大的苦頭。對現今社會而言，比起在野外跑來跑去的能力，更需要能夠在電腦世界來回穿梭的能力。

使用網路的主要目的是使用Twitter或Instagram之類的ＳＮＳ（social networking service）、瀏覽在YouTube上的影片，還有玩遊戲等。

這些都非常令人開心，何況是比大人更容易投入一件事情的青少年。任誰都有在不知不覺間就熱中投入而使用過度的經驗吧。

此外，剛才的調查中十至十七歲的平均使用時間約一百八十二分鐘，國中生約一百七十六分鐘。而高中生則有31・5％一天花五小時以上的時間使用網路。

網路成癮

美國精神醫學學會在二〇一三年所發表的ＤＳＭ-5中出現了「網路遊戲疾患」一詞。順帶一提，這尚未被認同是醫療現場使用的正式疾病，畢竟只是作為今後研究之際的基準而訂定的，其診斷標準限定在線上遊戲。

為了不明白的人先在此說明，線上遊戲是以在網路上虛擬空間聚集的形式，讓多數玩家同時遊玩的遊戲。參加者從幾個人到數千人都有。基本上跟以前的遊戲不同，沒有結局，所以可以一直持續玩下去。

這個遊戲世界雖說只是虛擬世界，但即使形式改變，實際上人們仍會在虛擬空間聚集，所以也存在著真實的社會。而且，多半也能透過語音聊天等方式來交談，所以交朋友、培養友誼，並且相互合作的同時，也會發生爭執。另外，儘管可以一整天都聚在一起，但在白天多數人得上班上學，因此通常在晚上才會聚在一起。

以前，一開始多半得購買遊戲軟體後才能免費玩，但近年的遊戲越來越多則是軟體本身免費，但如果想要強大或帥氣的道具，就得付費購入。

以線上遊戲為對象的網路遊戲疾患的標準如下，在此改寫成簡單易懂的文章形式。

(1) **沉浸在遊戲裡，滿腦子都是遊戲。**

(2) **如果遊戲受到中止，就會出現焦躁、不安、難過的情緒。**

(3) 需要花比之前更多的時間在遊戲上，才會感到滿意。

(4) 一旦開始玩遊戲，無論如何都停不下來。

(5) 沒有遊戲之外的興趣或樂趣。

(6) 就算知道內在與外界都產生了問題還是無法戒除。

(7) 對玩遊戲的時間問題向人撒謊。

(8) 為逃離無力感、罪惡感與焦躁等感覺，或轉移對這些感覺的注意力而玩遊戲。

(9) 因遊戲而損失重要的朋友關係、工作或教育機會。

這些(1)~(9)之中，倘若符合五項以上，並且持續十二個月，就會確診為網路遊戲疾患。陸斗的情況符合了上述所有項目。

把這種遊戲成癮視為醫療目標的動作也更大了。二〇一九年世界衛生組織（WHO）睽違二十五年，制訂了新的診斷標準（國際疾病傷害及死因分類標準第十一版：ICD-11），首次採用了「遊戲成癮疾患」作為正式病名。

按此標準，所有數位遊戲皆為目標，不分線上線下。而超過十二個月「無法自行控制遊戲時間和結束遊戲」、「比起其他的社會活動，遊戲是生活的第一優先」，還有「就算遊戲造成社會生活的障礙也不戒除」的情況就會確診是此病症。

當然，陸斗早就都達到了這些診斷標準。

遊戲成癮疾患真的是疾病嗎？

將遊戲成癮疾患看成疾病，對此有許多人批判。你或許也會覺得「這樣算是疾病嗎？」

第一個批判是，為什麼只把遊戲當作眼前的敵人？酒精與藥物明顯會令身體成癮並造成有害的影響，但是遊戲能跟這些混為一談嗎？假如減少學習時間而成績低下是有害的，那麼把全國大賽視為目標，投入社團活動也是一樣的事。甚至，「沉迷偶像，投入大量金錢的人」、「完全不照顧家庭，沉迷於阪神虎的球迷」這類情形會讓旁人感到困擾也說不定。當然有人會想，如果將遊戲成癮看作疾病來對待，那上述的這些人不也罹患了疾病嗎？也有人的意見是，沉迷於影片或社群媒體的人明明那麼多，卻只有玩電玩才被看作疾病，也太可笑了吧？

第二個批判是，將擱著不管就會自然改善的事情過度醫療化這點。的確，在中國與台灣以國高中生作為研究對象的資料指出，有36・7%～51・4%的人會自然恢復。

第三個批判是，即使將之定位為疾病，並與醫療連結在一起，採取醫學治療真的會有效果嗎？只要醫療介入，便會產生醫療費用，所以也有人認為，隨意將之視為疾病真的好嗎？

第四個批判是，治療介入流程還不明確。只有診斷標準的話，當然不可以對玩遊戲的孩子採取非必要的疾病處理。

對於這些聲浪，現在的精神醫學無法做到本著確切資料自信地加以反駁。正因如此，研究者對於這樣的疾患仍不斷地研究。

此外，網路遊戲疾患也好、遊戲成癮疾患也好，兩者都相近於「賭博成癮」（於DSM-5稱為「嗜賭症」）的診斷標準。一輩子罹患嗜賭症的人的比例，根據DSM-5的資料是0・4%～1・0%，且多為男性。

跟一般在賭場等場所享受賭博的人的區別是，嗜賭症是「過於熱中且投入時間長」、「無法控制自己」且「對生活造成障礙」。

區分遊戲成癮疾患與單純喜歡遊戲的不同也是跟上述一樣。也就是以「玩遊戲的程度到哪種程度？」、「能否自我控制？」、「對生活造成障礙時，能否停止？」這些觀點來綜合判斷。

當這些情況脫離常理，對當事人以及周圍造成很大的不良影響時，就只能確診為疾病，沒有清楚的界線。

沉迷遊戲會變得如何？——從生理面、精神面、社會面來看

你應該也曾被大人說過「玩太多遊戲不好喔」這種話吧？究竟沉迷遊戲會引發什麼樣的問題呢？在思考這件事前，先好好來整理遊戲有什麼樣的優點吧。

首先，遊戲比什麼都還有意思。過關會得到成就感，無聊的空閒時間也突然會轉為豐盛的時光。如果是線上遊戲，就能跟全世界擁有相同興趣的人做夥伴

或朋友。對於在現實社會裡沒有自己容身之處的人而言，變成了重要的棲身之所。沒有容身之處的陸斗，要是沒有線上遊戲，搞不好會為了尋找夥伴而在夜晚的街頭遊蕩，誤入歧途吧。

甚至，陸斗被雷娜誇獎腰射準確度之高那樣，當越上手就越能得到旁人的稱讚。這樣便會得到自我效能，也就是「自己可以完成某件事」的自信。為了完成困難任務，就一定要反覆練習、研究跟下工夫。

因此會獲得勤奮的力量、獨創的力量和韌性。而其中，也會出現參加大賽將獎金拿到手的英雄吧。

大人不要老是只關注遊戲所造成的問題，多少看看遊戲所帶來的優點比較好。

那麼，接下來看看，倘若過度沉迷遊戲會出現什麼樣的問題吧。

首先是身體方面。

第一，長時間盯著遊戲畫面，會造成眼睛的負荷。常見的症狀就是眼睛很難對焦。映入眼簾的事物都模模糊糊，或狀況嚴重時，出現疊影的問題。另外，一直盯著螢幕而不怎麼眨眼，結果形成眼睛變乾且疼痛的乾眼症。

第二，若長時間維持頭往前伸、雙臂與肩膀一直縮在內側的姿勢，便會產生「頸肩腕綜合症」。具體來說，會引起後頸或肩膀一帶的疼痛或麻痺、慢性頭痛等症狀。甚至因這個姿勢容易壓迫到胸部周圍的靜脈，造成手腕麻痺或疼痛的「胸廓出口症候群」。

第三，支撐遊戲機的手會出問題。拿智慧型手機時，擔任支撐角色的小拇指會往外翹而變形，或輸入訊息時手指也會疼痛。

第四，因運動量不夠而產生問題。發胖、骨頭變得脆弱。在韓國有人因持續相同姿勢，於腳部形成血塊致使肺栓塞，導致呼吸困難或循環不全之類的經濟艙症候群死亡，受到了社會的矚目。

再者，是精神方面的問題。目前已知確診為網路遊戲疾患的人多半不睡覺，甚至心情沮喪或興致低落，還有十分焦躁等。

另也發現到，近年遊戲成癮者之中，有不少人原本就有神經發展疾患的特性。

陸斗本來就是靜不下來的孩子，其實他之後也有確診ＡＤＨＤ。ＡＤＨＤ患者容易沉迷於ＦＰＳ（First-person shooter：第一人稱視角的射擊遊戲）或ＴＰＳ。但並不是他們特別喜歡殺戮與暴力。對他們而言，悠閒的遊戲很無聊，節奏迅速的遊戲比較好玩，也喜歡競爭。陸斗深受遊戲聲光與影像吸引，而ＡＤＨＤ的人多半喜歡取得來自周圍的聲光等刺激。由於這些因素，令他們容易沉迷於ＦＰＳ或ＴＰＳ。

最後是社會性的問題。這個影響涉及方方面面。國中生的話，對學業方面的影響較大，如課堂上打瞌睡、成績低落、遲到或缺席的次數增加、不登校這類。還有，因儲值而揮霍金錢、與家人爭吵、家暴、朋友減少而受到周圍排擠等案例也不少見。

然而，必須好好加以思考這些社會性的問題因何而來，遊戲並不是這些問題的唯一原因。

例如陸斗的情況，雖然不登校，但不完全都是打電玩造成的。陸斗從小學開始就老是惹老師生氣，朋友也很少，所以討厭學校。學習方面也越來越跟不上。也就是說，這些都是造成他最後不登校的基礎。重點是，不要把問題全都推給遊戲。也要好好思考除了遊戲以外的其他原因，這才是返回正軌的捷徑。

要先知道，熱中於遊戲有好處也有壞處。

為什麼會對遊戲成癮？

過去，我曾跟開發遊戲的人聊天。那時他說：「我們本來就打算做出絕對不想停下來的好玩遊戲，而每天持續努力著，也投入了大量的開發經費。要是玩家那麼容易就不玩了，我們反而會很煩惱……」

聽到這番話時，我深切感受到「難怪大家沒辦法停止不去玩遊戲呢！」

會對遊戲成癮，是因為它本來就是為了這樣的目的而被製作出來的。

人類大腦有一個迴路，稱為報償迴路，會識別舒適的刺激，而因為強化重複得到這種刺激的行為，大腦就會識別該行為是「快感」。

對此稍微說明一些關於於專業的部分。

首先，當大腦接收到舒適的刺激，位於中腦的腹側被蓋區活躍，於腦內釋放出大量多巴胺。多巴胺作用於伏隔核，便會出現快感或興奮感。另外，大腦的好幾個部位會將那份快感與經驗連結並且記憶，製造出「還想要得到相同快感」的心情。甚至，控制理性的前額葉皮質的運作會暫時降低。

似懂非懂嗎？

目前發現，對遊戲成癮的人，看到遊戲畫面之類的時候，報償迴路會過度反應。更棘手的是，長期持續玩遊戲，報償迴路機能會低落，此時就得玩更多的遊戲才能獲得滿足感，而且大腦運作也會變差，難以忍耐。

因為發現到這樣的事，遊戲成癮疾患才會被認定為疾病。

大腦只要一次就會記住快樂，才不會那麼輕易對快樂罷手。正因如此，接觸遊戲時，必須要先知道有成癮的可能性。

如何才能脫離遊戲成癮？

目前正處於反覆試驗的摸索階段，尚不清楚要透過什麼樣的治療才能脫離遊戲成癮。

陸斗的情況首先要從住院治療開始。

為了慎重起見要先說明，只因遊戲成癮，旁人是不能強制成癮者住院的。這就像你也不能將瘋狂賽馬迷強制送入精神科治療，只因他欠下了大量的金錢。

然而，陸斗是由於太常對母親暴力相向，甚至令其骨折，所以精神科醫師提議暫時讓他離開家裡。雖然有些不滿，但他仍舊同意了。

我想，陸斗應該也感受到了「這樣下去會很糟」吧。但一般來說，不只是遊戲，著手成癮症的治療時，應該毫無打算要他一開始就戒掉電玩，多半有這種程度的準備。

進入兒少醫院的陸斗，暫時被禁止使用遊戲。他已經好久沒過無遊戲的生活。一開始雖然焦躁，非常想玩遊戲，但就是沒有遊戲可玩，最後只好放棄。

而為了矯正日夜顛倒的作息，陸斗受到醫生指示，要恢復吃好睡飽的基本生活原則。

與醫師會面時，討論為了停止暴力行為要控制怒氣，同時也要接受關於遊戲成癮的教育。精神科醫師不僅不會劈頭就斥責「遊戲不是好東西，所以要治療這個疾病」，還指出了陸斗沉迷於遊戲的情況。

陸斗本來就不擅長靜靜待著，是喜歡刺激事物的孩子。但母親忙碌，而且上課又無聊。遊戲的存在，能幫陸斗填補那份乏味。還有，陸斗總是被要求「乖乖坐好」、「好好念書」，是遊戲撫慰了他被責罵的不愉快。在學校裡總是感覺孤單的陸斗，遊戲也療癒了他那份孤單感。

正因如此，精神科醫師才說：「遊戲對你痛苦的生活而言，是很重要的存在吧」，並提議將這些心情「盡可能用遊戲之外的活動一點一滴地排解」。

此外，在精神科有職能治療以及團體心理治療之類的課程。因此，陸斗會和其他住院的孩子們活動身體、勞作、一起遊玩，也會聊天。陸斗好久都沒有感受到心情那麼清爽了。

與陸斗的治療同時進行，媽媽這邊也接受面談。首先為了限制玩遊戲而討論了具體策略。例如，陸斗偷用母親的信用卡去儲值，因此要換成新卡片，並且和金錢一起慎重地保管在攜帶式金庫裡。另外，媽媽也學習了如何設定遊戲機的限制使用時間，或是Wi-Fi路由器相關的定時功能之類。

關於母親該怎麼應對，也有好幾個提議，尤其受到強調的，是比起在玩遊戲的時候責罵，當兒子採取母親所期望的行為時，可以如何積極地給予讚美或讓他開心。因為兒子就是受到責罵才逃到遊戲裡，但又因此被責罵，而陷入這樣的無限迴圈裡。有些家長會詳盡地逼問如「你要玩到幾點？」這類的事，但這樣只會造成爭執，建議還是不要這麼做比較好。

此外，也向母親建議，別將遊戲跟學習綁在一起來責怪孩子。「不讀書只知道玩！」這種責罵孩子的話，只會讓孩子越來越討厭讀書，而想逃到遊戲的世界裡。另外，倘若爸媽總是跟孩子「交易」，像是「讀了兩個小時就能玩遊戲」反而會增加孩子討價還價的空間，說：「那買遊戲給我，我就念書。」建議最好一碼歸一碼，讀書是讀書、遊戲是遊戲區分開來思考。

經過這樣的治療後，陸斗出院了。

出院後，陸斗不再對母親使用暴力，但仍好幾次都回到電玩世界裡，也經常向學校請假。媽媽為此雖感到焦急，卻不會像以前那樣劈頭就開罵，至少也會留心，稍微讓家裡有著快樂的氣氛。於是，陸斗自己也發覺不能像以前那樣，眼下以考高中為目標一點一滴致力於讀書上。

上了高中的陸斗加入射箭社，將虛擬遊戲裡的槍枝置換為實體弓箭。弓箭很帥氣，正中紅心也令人雀躍，而且他結交到了真正的夥伴，甚至還有個如雷娜般的學姊當女友。是的，陸斗現在終於找到了遊戲之外的容身處了。就這樣，陸斗漸漸遠離了遊戲。

我想，充實現實生活，就是脫離遊戲或網路的最佳方法。

朋友對網路或遊戲成癮時，該怎麼辦？

當朋友對網路或遊戲成癮，該怎麼辦呢？讀到這裡的你們也許會有點概念了吧？

那就是，不要讓他感到孤獨。

很多人對遊戲或網路成癮，會變得不登校，跟朋友之間的關係也會疏遠，而造成孤立，因此更是沉迷於遊戲或網路。雖然玩很多遊戲，但仍會去學校，跟朋友也會在假日出遊的人，幾乎不會走到跟醫療相關的地步。

而你能做到的，就是帶朋友去街上，或照常跟他遊玩。

如果朋友對你的邀約不感興趣，也不怎麼來上學，那要怎麼做呢？在這種情況下，「來學校啦！」、「不要老是玩遊戲啦！」這類的批判，並不會讓情況好轉。因為，他不會想聽批判他所喜愛事物的人所說的話。不如從對朋友喜歡的遊戲寄予關心開始會更好。朋友肯定比你還會玩那款遊戲。而對那款遊戲展現出興趣的你，他肯定會很有自信地告訴你許多事。但若你反而被他說服，那就傷腦筋了呢！

遊戲成癮疾患的朋友獨自一人遊玩時，只用他自己的意志力停止玩遊戲是很困難的。像陸斗母親曾經做的那樣，身旁的大人會想跟孩子約定「一天只能玩一小時」，但大部分都會失敗。這或許是由於父母並不知道遊戲要玩到一個段落需要多少時間，而要孩子在不可能的短時間裡結束遊戲。不僅如此，孩子更因為被不試圖理解遊戲樂趣的人碎唸而感到反感。

如果你能成為跟朋友共享遊戲樂趣的夥伴，向他提議：「差不多該睡了吧？明天學校見吧！」時，他也應該比較容易聽得進去。

不只是遊戲，還能成為分享許多事物的夥伴。這是大人們難以做到的，而是身為青少年的你才做得到的事。

Column 2

藥物濫用

將藥物以非原本該有的使用方式來使用，就是藥物濫用。而提到濫用，容易被誤解成多次過度使用，但就算是一次，只要是非原本目的的使用也稱為藥物濫用。

受到濫用的藥物大致分成三種。

第一種是抑制大腦運作而獲得「醉酒」感覺的「抑制類藥物」，如海洛因、嗎啡之類。酒精、抗焦慮藥、安眠藥也包含在其中。

第二種是讓大腦處於興奮狀態，讓心情很嗨的「興奮類藥物」，相當於覺醒劑、古柯鹼、香菸之類。

第三種是會引起幻覺的「幻覺類藥物」，像是ＬＳＤ或迷幻蘑菇（psilocybin mushroom）之類。

此外，大麻或松香水是抑制類也是幻覺類，ＭＤＭＡ（俗稱搖頭丸）是興奮類與幻覺類。

其中覺醒劑、大麻、海洛因之類不管使用或持有都受到法律限制，被稱為違法毒品。順帶一提，有害但無受到禁止的藥物稱為危險藥物，有人因此誤以為可以使用，那就錯了。只是單純因為法律來不及制定齊全就使用的話，仍是一樣危險。而作為醫療處方藥如安眠藥等，如果服用好幾種或過量仍會造成危害，應當留心。

此外，這些藥物會引起「藥物成癮」。依據藥物的不同，有三大依賴性——「因為心情會很好，對藥物有精神上依賴」的心理依賴性、「相同用量卻漸漸失去效果」的藥物耐受性、「當體內藥效消失，就出現戒斷症候群」的生理依賴性。

很多人認為，成癮者是意志薄弱或性格有問題，但這就錯了。濫用藥物會給予大腦快感。當大腦記住一次的快感，非關當事人意識，為了再度得到快感，就會持續給出使用藥物的命令。也就是說，一旦碰了藥物，遺憾的是，任誰都有可能會成癮。切記，沒有人想成癮。

即使成癮也有治療方式。但是，戒除藥物並非易事。看到接觸違法藥物而好幾次遭到逮捕的藝人的模樣，我想就能理解這點了。

第 3 章

為了不讓自己
陷入心理疾病

心理疾病之所以發病，和與生俱來的基因傾向或體質相關，而壓力與創傷也會帶來影響。在第 3 章，將會介紹如何處理壓力或創傷的方式。

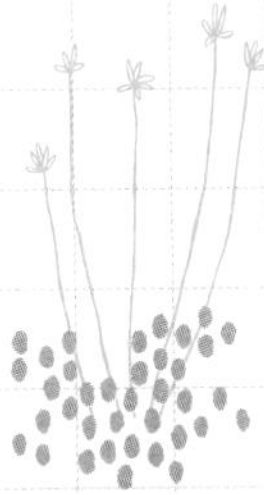

1 提高抗壓性

你每天一定都會感到壓力，每天都有功課、一而再地考試、跟同學之間的爭執、無法開花結果的單戀等等……因為你所去的學校，這個機構所擁有的職責就是給予學生其年齡會遇到的課題，也就是壓力，讓你將之克服並促進你成長。而這些當然全是壓力。

平常就體驗到適度的壓力絕非壞事。在健康的狀況下，先累積克服壓力的經驗，就能提高抗壓性。這對你而言，非常重要。

但總是正面迎向壓力，只是忍耐的話，再怎麼青春無敵的你也會筋疲力盡。

壓力與心理疾病有關。一般認為，心理疾病本來就是綜合「各自體質上原本所擁有的疾病之罹患容易度」與「在母胎的時候就積累的壓力之強度」而發病。

還有，這份壓力不全是心理上的，也有身體上的負荷等各項原因複雜糾結一起。

可惜的是，生物上你可能做不到「因壓力變得堅強」，因為這是在你生下來的時候幾乎就已經決定的事。另外，我們也無法避免天災那樣突然降臨的壓力。

然而，關於日常上的心理壓力，透過提升處理壓力的「技巧」，多少能降低傷害。沒有證據顯示這麼做，就能降低心理疾病的發病機率，但一般認為其效果會呈現在發病後減少再次發病的面向上。

如何減少壓力？

調整環境能減少壓力。比方說，「社團活動的人際關係讓你感到痛苦，就換成另一個社團」、「當你因為學好幾項才藝，過於忙碌時，就減少一些」、「如果不是很喜歡用LINE，那就只跟相當親近的人才當『朋友』」、「法會時不要坐在不喜歡的親戚旁邊」、「冷的時候，就用暖爐」之類。

有一點想先告訴你：「不用跟所有人都要好」。

看到國會新聞就知道，在人類社會裡「大家都很要好」是絕對不可能的。總是有跟你價值觀不合的人。如果硬是要把所有人放進「好朋友名單」，那就糟了，只會徒增壓力。所以，首先跟合得來的人做好朋友即可。

當然，也不可能老是和討厭的人吵架。就用「和藹可親」、「跟人閒聊些無傷大雅的事情」、「好好打招呼」這樣過生活吧。

承受壓力

這非常困難。而承受壓力的力量，也不會突然就提升。但我們的確會遇到非忍受不可的情況。例如，決定自身的出路，就算與別人討論，最後還是得自己解決問題。這種時候，比起尋找正確答案，要把自己的決定當作正確答案，而且努力讓這個決定變成正確答案。

另外，重要的人因生病而離世，這種壓力也是無法減少與避免的。

此時，流著眼淚或一片混亂，都只能花時間去克服，這是任何年齡層都一樣的宿命。

像這樣受到龐大壓力的時候，重點是要珍惜身體，好好休養。比起讓心情變好，「好好睡覺」才最重要。

懂得釋放壓力

所謂抗壓性強的人，其實是很懂得釋放壓力的人。

「見狀放手」也是釋放壓力的技巧之一，但也有其他方式。

重點有四個。

第一個重點是，「向他人請求協助」。

當然對自己能做到的事，好好努力很重要。但有時也會有只靠自己一人無法跨越的難關。例如，「功課怎樣都做不完」、「必辦事項明明一大堆，卻還受託做其他工作」、「生病」之類。

這時，重點就是要有覺悟，得借助他人的力量，說出「拜託，請幫幫我」。

但這句「請幫幫我」，對努力的人而言實在很難說出口，會覺得自己好像在依賴他人似的。

到了十四歲，你應該會聽到「已經是國中生了，必須要自立自強」這種話。但是，所謂自立，並不是「不借他人之力，只靠自己的力量生存下去」，這樣只是「孤立」罷了。要先知道，自立自強的成人是會判斷自己做得到什麼以及做不到什麼。在做不到的事情變得無法修復前，要懂得向他人求助。

遺憾的是，就算請託他人幫忙，別人也不見得就會給予協助。所以，從平常開始，就要尋找會在重要時刻幫助自己的人。

第二個重點是，「請教他人」。

如果有只有自己不知道的事，會覺得很丟臉，所以不知不覺間就會想裝作全都知道的樣子。然而，這樣還是不知道。雖然可透過書籍或網路查詢，但你所不知道的事還是很多，像是「在這樣的場合要怎麼反應才好？」或是「朋友喜歡什麼呢？」之類的。所以才要請別人告訴你，你所不知道的事，別因此累積壓力。

接下來，**第三個重點就是「懂得拒絕」**。

當然，經常會有「不准拒絕」的事情出現。不過也並非都是如此。

因此，當壓力累積，就果斷婉拒：「我沒有心情，這次就不參加了。」

困難的是，假如受到好友請託，要是婉拒，似乎就會被認為「真是掃興的傢伙」。但不管如何就是沒心情的話，你可以回答：「因為是你來邀我，我才想去，但我最近提不起勁。抱歉，下次再找我啦！」向朋友表示謝意再婉拒就好。

最後，**第四點就是「發牢騷」**。

因為別人跟自己的價值觀不同，一旦一起生活就會累積不滿。

「為什麼那傢伙不好好做事啊？」

「真令人火大……」

「這麼討人厭，死了算了。」

不過，因為會造成爭執，所以不可直接對當事人說。但老是忍耐也會積累壓力而爆發也說不定。所以，有時發發牢騷，放掉一些心的瓦斯是有必要的。

此外，發牢騷時要慎選對象與地點。要是發牢騷的內容走漏，之後便會有紛爭，累積不必要的壓力。

希望你務必留心，別積累壓力，要懂得釋放。

不易受壓力影響的生活型態

抗壓性強的人，其生活方式有個特徵，就是在生活中會擁有自己的固定習慣。擁有固定習慣的人，每當感到焦慮，就會透過投入到那個習慣裡，來減少焦慮，不被困住。一旦閒暇時間太多，就會想些不必要的事，容易造成心情低落。

再加上，隨心情渾渾噩噩地度過，不小心就會延遲睡眠與起床的時間，造成日夜顛倒。如此一來，生理時鐘不穩定，身體狀態也會變糟，影響到白天活動，也容易變得不想去學校。這樣下去，事態就只會越來越嚴重。

而在執行固定習慣時，雖然仍有許多在意的事，但就暫且擱置，專心投入於眼前的事情上。焦慮不安有個麻煩的特點，就是一直放在心上才會越想越焦躁。所以，掌握「**就算在意也先別管它**」的態度，是很重要的。

最近，「**難受時就休息**」的想法越漸普及。的確，不可過於勉強自己，甚至減少睡眠時間到極限，倒下之前都不停歇。適度休息是必要的，但有時也會因持續休息反增不安或沮喪。

要明白，**「成為適度的工作者」**，其實就是不易受煩惱束縛的生活方式。

2 不鑽牛角尖

還年輕的你社會經驗不多，這是不可否認的事實。當然也有很多不知道的事物，有時突然遇到沒有經驗過的事也會慌忙無措。就算失敗也容易有鑽牛角尖的傾向。所謂鑽牛角尖，意思就是對於事物的看法失去平衡。而且大部分是朝不好的方向思考，變得綁手綁腳。

這時，要從各種角度來觀察事情，擴展思考的幅度，在似乎無可奈何的情況下也較易堅持到最後。

例如，失敗時老是想著「我真是不行」，自己也會覺得反感吧。但如果能想成「這個方法失敗了，學費雖貴卻讓我上了一課啊！」這麼一來，失敗所造成的傷害就會降低很多。透過在精神科諮詢，會協助你像這樣拓展思考的幅度。

我不希望你誤會，所謂拓展思考的幅度，不是單純地「樂觀思考」，重點是「對於樂觀或悲觀的事，皆能柔軟地加以思考」。進一步說，「能夠考量到現實」或是「對應狀況，分開使用各種思考方式」是有幫助的。

認知行為療法是什麼？

為此，最近經常使用的就是「認知行為療法」。這是討論對某件事「如何認識」、「如何回應」，並以這樣的認知方式或行為模式具體變化為目標的方法。人們各自對於事物的認知方式有其特性。釐清自己容易陷入的思考慣性，並用有效的思考方式取代，基於有效的思考方式來行動。

例如你有了心理疾病，不小心就會負面思考，不禁認為「生了病不管做什麼都沒用，我的人生就是一場浪費」，自暴自棄，或許就變得一整天都在耍廢。這樣就真的是虛度光陰了。

但你如果能察覺到，「就算有些人沒生病，還是沒辦法過著如自己所想的人生」，即使生病也可以找到人生的新目標。而且，致力於只有自己能做到的事，就會提高度過美好時光的機率。

像這樣，改變看待事物的方式，行為也會產生變化。

此外，所謂認知行為療法，是一種解決問題取向的技法。為了解決問題，不去想「為什麼會這樣？」而是要思考，現在「某件事」變成「什麼樣子」才好？另外，不是要以徹底解決問題為目標，而是尋找「眼前」的處理方式。因此要察覺對自己沒有幫助且不理性的思考慣性，並掌握更為有效的思考方式與行為模式，以記住自己能夠控制事態的感覺為目標。

●毫無幫助的十種思考模式

沒有幫助的思考方式各式各樣，在此介紹其中的十種模式。

模式① 事情非黑即白，不是滿分就是零分

在有飲食障礙症的人身上可看到「吃甜食就會變胖」的想法，就是這種典型模式。其實就算吃甜食，只要別吃太多，應該就不會變胖。其他還有，當看到朋友有些令自己不大喜歡的地方，就認為朋友「很討厭」，也是這種模式。本來大家都有自己的優缺點。如果一看到缺點，就認為別人很「討厭」，恍若汙點，這樣沒有人會待在你身邊，你就會變得很孤獨了。

模式② 反正終究會迎來最糟糕的結果

就像有些人因為覺得「反正最後還是會被甩」，一旦被甩就會很難過，那不如自己先提分手。這樣一來，好不容易談戀愛了也無法享受。有時走到最後的確不順利，但為了提升順利發展的機率，拚盡全力讓事情順利發展得更好吧。也就是這樣，不可斷定結果老是不好。

模式③ 就像以前體驗過的，以後肯定會一直發生相同的事

曾因鯖魚而食物中毒的人會擔心「會不會又食物中毒啊？」就算人家推薦他

吃美味的鯖魚生魚片，他也不大敢吃。雖說有過一次這樣的經驗，但不一定每次都會如此。同樣地，被男生甩過一次，不一定下次也會被甩。一旦有過難受的經驗，或許不禁認為同樣的事會再度發生，但那不過是各種可能性的其中之一罷了。

模式④ 只參考某個反感的資訊，卻忽略其他好的資訊

當你傳給朋友訊息卻沒收到回應時，不要想成：「每次都秒回我，但今天卻沒回應。我被討厭了。」因為，朋友的手機可能沒電，或是他正在洗澡，也可能是被他媽媽唸「不要老是滑手機」而沒辦法回訊息。不行只靠「沒有回應」這項資訊來判斷。還是要參考朋友目前為止的模樣，還有均衡地參考各式各樣的資訊加以思考比較好。

模式⑤ 不怎麼去思考好的部分，卻老是放大不好的地方

在日本人之中，似乎很多人會說「我連一點長處都沒有」，老是放大自身短處。但人有各式各樣的面向，所有優點與缺點搭配起來就成了你。所以，當你覺得自己不管怎樣就是很差勁時，也可以請別人告訴你，你的優點是什麼。

模式⑥ 就算不問那個人的想法，我也知道

認為「反正爸媽肯定會反對，講了也沒用」的人很多呢！當然有些事情就算說了也不會比較順利，但如果試著好好面對面談話，也會出現對方願意理解的情況。人們的心情不是只有一種，而且也有情況是因表達得不好，沒有傳達給對方真正的意思。所以不要「先行解讀」比較好喔！

模式⑦ 因為感覺到這樣，那麼肯定是這樣

有時初次見面的時候，會感覺「這個老師肯定是很冷淡的人」或「我覺得這個人沒辦法當朋友」。但好好交流後，發現對方「其實是個好人」也並不少見。這種就是錯覺。人們經常直覺不準。所以，一定不要只靠直覺，謹慎觀察再決定吧。

模式⑧ 一定要常常〇〇才行

在日本，大家會說「要互相禮讓」，但一去國外旅行就知道，世界上有「要是禮讓給別人，就輪不到自己」的國家。像在這樣的國家，就得主張自身權利才能生活。「喜歡〇〇」這點雖然可行，但「非得〇〇不可」就是一種限制。依據場合彈性地行動吧。

模式⑨ 認為自己是「最差勁的」人

當自己失敗的時候，不要有「我是最差勁糟糕的人」之類的想法。一旦為自己貼上「差勁」、「糟糕」這類負面標籤，這種字眼擁有的強烈能量會讓你比真實狀況還要更悲慘。相反地，如果使用予人印象較好的詞彙，悲慘的心情就會減少。例如失敗的時候，試著說「這次發現了許多值得反省的地方，真是上了一課」，心情就會變得很不同喔！

模式⑩ 是我的錯

當不好的事情發生時，很多人就會不禁覺得是自己的責任、自己的錯。的確，有時候的確是自己的責任，但不要想成什麼都是自己的錯。例如在第2章我也提到，當朋友自殺時，有些人不禁會認為是自己的錯。這就是典型的類型。另外，被朋友狠狠抱怨，而你不禁揍了他，這時，你應該要負起的責任只有「被抱怨而感到悔恨的心情，不該以行使暴力這樣不理想的方式解決」。「狠狠抱怨」這個部分則是對方的責任了。不要把一切都想成是自己的問題。

● 柔軟的思考方式

像這樣，關於鑽牛角尖有許多類型。建議容易鑽牛角尖的人，在生活方面可以將自己所煩惱的事情試著寫在日記上。寫出來就會變得比較容易客觀檢視自己的心情。

這是「自己這麼認為的證據」，然後寫下否定自己這麼認為的證據的「證據」。之後，想像「最好的結果」、「最糟的結果」，甚至寫下「似乎容易發生於現實的結果」。然後，想像並寫下各種結果會有幾成的機率發生。實際會以哪種形式收尾，之後再回顧確認就好。這樣一來，就能明白自己思考上的窠臼。能夠實際感受到，「現實的結果往往既不是『最好』也不是『最差』，而是處於這兩者之間的情況」。

還有一點，為了讓你的日常有變化，重點不是心的內側的變化，而是心的外側，也就是行為的變化。改變行為就會改變結果。希望你能明白，不管如何難受，只要行為不脫序，人生就不會失序。

3 不受創傷擺布

在人生中，有時會發生如地震或海嘯這類自然災害、意外、暴行或性侵、戰爭這類平常不會遭遇到的慘事。像這樣體驗或目擊與性命攸關的事情，會令人們置身於劇烈的恐懼中，並打從心底了解到自身的脆弱無力。在第2章，目擊了同學自殺的美櫻也體驗過這般劇烈的恐懼。

這樣在人們心裡會留下難以抹滅的傷痕之經驗，稱為創傷（trauma）。

最近的風氣是將「被老師狠狠斥責了」、「被超喜歡的男生突然拋棄了」這類難過的經驗，動不動就用創傷一詞來形容。但這些再怎麼令人痛苦，都只是壓力，而不叫創傷。

創傷與壓力是不同的。能夠讓人類成長的是壓力，但創傷卻（至少在初期）

會阻礙成長。

創傷對於身心的影響

創傷會對身心造成強大的影響，會湧現如頭痛、腹痛、想吐之類的身體症狀，抑鬱或不安、罪惡感之類的感覺。有時也會出現「急性壓力症」，這是遭遇事件時，覺得恍若不是現實，感情及思考不禁空白的現象。遭受暴力時，感受不到身體的疼痛之類，出現自己分成了「正受到侵害的自己」與「旁觀的自己」的感覺。依據情況，有時會有「解離性失憶症」（所謂的記憶喪失）。這絕不是異常現象，而是正常反應。一般三天就會結束，最長要一個月症狀才會消失。

然而，有時創傷的影響很長遠。美櫻所罹患的「PTSD」（創傷後壓力症候群）便是其代表。

美櫻一踏進自殺現場的更衣室，當天的景象就會突然復甦於腦海，對吧？而且，就連那份恐懼也會隨之而來。甚至一到晚上，便會做與當天有關的惡夢而驚醒。這些就是被稱為「侵入性症狀」的症狀。舉個例子，朋友於海邊溺斃，只是在電視上看到海水域場開放的新聞，就會浮現劇烈的恐懼感。道理上，明知同樣的事情不會就這樣發生，但就是忘不掉「那一日的恐懼感」。

而且，美櫻變得無法踏進更衣室及體育館，排球社也沒辦法去了。這樣的行為稱作「逃避行為」。不管怎樣就是避免會讓她回想起難過事情的地點或活動。而美櫻時常無法想起當天的事，也避開跟很有精神的同學聯繫，加上將夥伴的死亡認為是自己的錯誤而自責不已，這些症狀稱為「負向認知及情緒」。一下被社會全體孤立自己的感覺所束縛，或一下情感變得麻木，一下對於未來無法期待之類的現象也會發生。美櫻也曾如此。

還有，「過度警覺」會導致無法入睡、焦躁不安、注意力不集中、過分敏感。美櫻也曾被這些症狀折磨。

當「侵入性症狀」、「逃避行為」、「負向認知及情緒」、「過度警覺」這四種症狀持續一個月以上，並因此感受到明顯的痛苦，對社會生活或工作等造成障礙時，就會確診為ＰＴＳＤ。

其實一般來說創傷不只影響心理層面，也會引起大腦自身變化。最顯著的例證就是，受虐兒童大腦各種部位的體積會變小。這樣的報告接連出現。也就是說，創傷經驗所影響的，不只是心理層面，就連大腦也會受到損傷。

不讓PTSD擴大

創傷經驗是非常強烈的經驗，也還沒找到完全防止PTSD發病的方法。但過去累積了處理壓力經驗的人，對於創傷的抵抗力也會提升。所以就像經驗深厚的醫師那樣，即使目擊病患死亡也不易產生PTSD。

受到創傷而身體狀況變糟的情況，時常有人會誤解成「自己的心很脆弱」，但這不過是任誰都可能會發生的、生物學上的反應罷了。沒必要為此感到丟臉。

首先要於安全的地點休養，就算一點點也好，過著規律且穩定的生活。過著安穩的生活，是讓心安定的基礎。另外，獨自憂慮往往會變得鑽牛角尖，所以在難受時盡量避免孤獨，與家人或朋友之類本來就親近的人們一起度過才好。倘若難以入睡，必要的話，暫時借助藥物的力量也是方法。

如何對受過創傷的朋友說話？

一般來說，受到創傷後，確切感受到家人或夥伴還有社會支持的人ＰＴＳＤ比較不會發作。

正因如此，我希望你能夠支持你的朋友。令人煩惱的是，與朋友見面時，要跟他說什麼才好呢？不管說什麼，感覺他都反應淡淡的，你也會因此覺得對方好像沒有接收到吧。

你的感覺是正確的。對，沒有必要硬要搭話。低語一句「……很難受吧」，之後就看著某處，靜靜調整呼吸，待在那裡就行了。

不用去想要怎麼照顧朋友。旁人能夠做的事情很少，這並不是焦急就能夠恢復的。你能做的，就是不讓朋友感到孤獨。

此外，你還能為朋友做兩件事。

第一件事為，具體的「資訊提供」。

受到創傷的人也是有自己的生活的，但有很多人因為創傷而荒廢生活。所以，當朋友受到創傷，向學校請假時，告訴他「這次考試的範圍是從這裡到這邊，如果我有筆記的複印，就會拿過去給你」，就是很好的支持。

第二件事是，「幫忙做雜事」。

就算是受到創傷的人也有許多非做不可的事。然而，這卻成了相當大的負擔。以前某些地方舉辦葬禮時，住在附近的鄰居會準備好前來弔問者的食物。當遺族沉浸在悲傷的同時，附近鄰居會作為工作人員，幫忙代為處理雜事，讓陷於傷痛深淵的遺族們專心在悲傷裡。

就像這樣，順道在課堂上協助受到創傷的朋友做些事情也很好。有些人會在意自己讓別人費心了，所以偷偷幫忙你的朋友也是種很好的方式。

最後，介紹四種本意為鼓勵人卻無心說了使人難受的話。

①「你為什麼不早點跟我討論啊？」

當人很難受時，無法找人討論很正常。**不如說「你一個人這樣很難受吧」比較好**。

②「為什麼沒逃走啊？」

女生受到侵害後，往往會聽到這種話。但這並不是害怕就能夠逃得了的。不能將過錯怪在受到侵害者的頭上。**說「沒辦法逃走很難受吧」會比較好**。

③「早點振作。」

振作需要時間。當事人也因為很難振作起來而受到折磨。不能讓他感到焦慮，因此**向他說：「別慌張，就慢慢恢復吧。」**

④「快點忘了吧！」

令人留下創傷的難受經驗是不可能忘掉的。「忘掉吧」是非常輕率的一句話，所以**希望你告訴對方「不可能忘得掉吧，但不要勉強自己忘掉」這樣會更好**。

尾聲——尋找你生存的意義

來到精神科就診的孩子，因為無法停止疾病症狀或各種問題行為而受苦。然而，長期與他們交流下來，我發現他們有著更令他們感到痛苦的事。讓他們痛苦的想法就是，「要以什麼為目標繼續活下去呢？」

他們因為生病，離開學校，疏離了朋友，失去了活下去的目標，因此有著很深的孤獨感。就這樣，他們被「自己活著有什麼意義呢？」的想法束縛住。這樣的詢問，不只是苦惱於疾病的他們會有，或許對正在閱讀本書的你來說，也是一道相當困難的問題。

某個國中生在我看診時，如挑釁般提出了這個問題。

「為什麼非活著不可?!」她的聲音裡充滿了憤怒與悲壯。

女孩不知道自己的父親是誰，而母親總熱中於戀愛，不怎麼回家。她孤單地待在房子內一整天。母親偶爾回去時會帶男人回家，而那個男人甚至也將女孩當作性對象。女孩就這樣在家也失去了容身之處。就算到了機構，同樣也沒有歸屬感。她抓狂、大叫、自殘等，以親切的面容接近她的工作人員個個都成了她叫罵的對象。

最後，任何人對她的情況都無計可施，她也來到我這裡住院。

這樣的她所提出的「為什麼非活著不可?!」的問題，令我有深切的感受。

我不會說謊，的確，就算她現在死了也沒有人會為她哭泣。我開了口：「就像妳說的，以妳的看法，活著沒有意義。就算妳現在死了，妳的母親也不會掉一滴淚吧。而且，人們遲早都得步入死亡。就像妳說的，我也還不明白妳活著的意義。」

我接著說：「但是，覺得活著沒有意義而持續過活是很辛苦的。所以，我希望妳與其追求『活著有意義嗎？』這樣的絕對真理，不如去思考『要怎麼活，才會有意義？』」

這段話對她而言是相當嚴厲的。她默默不語。但她的確收到這段話了。幾經騷亂的季節，她從機構出院又住院。然而，迎接十八歲後，多少能夠穩定下來的她，離開了機構，並找到了工作，工作的地方包含住宿。

道別時，她跟我說：「如果工作存到錢，我要先拿到駕照。」

拿駕照這件事對你來說，可能微小到不行。但我相信，人們活著的意義時常存於眼下的生活裡。

半年後，她實現了目標，而且現在也在社會上好好活著。

重視什麼而活下去這件事，必須由自己決定，而不是由別人。不管有無罹患疾病，如果迴避這樣的問題，幸福就不會來訪。

反過來說，就算生了病，也要決定自己重視的是什麼，並在可行的範圍內持續執行下去，就會找到活著的確切意義。最後，活著的意義是只有活下去才會明白的。

我想告訴十四歲或已經超過十四歲的你，請在生活中找到你所重視的事，然後執行你現在做得到的事。只要持續下去，你就能夠做到「活下去」。

新版後記——與心理疾病共存

二〇一一年《你的心，14歲就能開始懂》出版以來，已經過了十年。慶幸的是，本書第一版有許多人購買。這期間，精神醫學有了形形色色的變化，像是診斷標準、病名變更，還有提升對神經發展疾患的關心，研究網路及遊戲的成癮問題等等。而且高等學校學習指導要領也改訂，從二〇二二年度開始，高中生必須要學習「精神疾患的預防與恢復」的相關課程。因此，本書改訂並刊行了新版。

在學習指導要領中，明定要學習具代表性的心理疾病。重點不是單純記住病名，而是能夠早期發現心理疾病，然後當感覺自己或朋友罹患心理疾病之際，好好與專家討論，在惡化之前受到治療。

大部分的心理疾病是出於大腦機能性的問題。雖說是心理疾病，但「大腦」

也是「身體的一部分」。

生理疾病不管是流感也好，糖尿病也罷，只要放著不管都容易惡化。然而，越早治療，恢復也越快，多半也能減輕症狀。心理疾病也是如此，儘早發現「發病的徵兆」，早期治療，進展也會很好。

正因如此，假如認為自己生病了，盡可能早點告訴班導或保健室老師、學校諮商師等你所擔心的事，請他們協助你處理。如果平常就跟朋友的父母熟識的話，也能直接告訴他們。

「那傢伙應該不用擔心會得心理疾病啦」這樣確信的想法，往往會拖延到發現病徵，必須留意。

還有，別對生病的朋友取笑或開玩笑了。朋友現在正在受苦，不可戲謔嘲笑：「你啊，是○○病吧！」或「我不清楚什麼病，就裝作不知道吧」之類地無視對方。這樣會讓他們更感到痛苦。希望你不要讓朋友感到孤獨。

接下來，有些話想告訴罹患心理疾病的你。

現在你肯定感受到與心理疾病共存的這份痛苦吧。這樣的抗戰多半是長期的，必須往返醫院也必須持續服藥，甚至增加了非得借助旁人力量不可的事。其中，或許也有人自暴自棄。但我想強調的是，疾病不是奪走你未來一切的力量。你自己或你身旁的人現在的確支持著你，而且希望你務必找出來，引導你前往美好未來的「你所擁有的強項」。

然後，就算必須借助力量，為了讓你可以實現一點點你所期盼的未來，希望你持續挑戰自己所面臨的「挑戰」。

你的人生掌舵權就在你的手上，不在別人身上。記住這點，我深深相信，就算再微小的人生，也有其意義。

最後，對企劃了本書，並且協助新版上市的日本評論社植松由記小姐，致上由衷的感謝。

主要引用・參考文獻（無特定順序）

- 高橋三郎、大野裕監修《DSM-5 精神疾患的診斷・統計說明手冊》醫學書院，2014 年。
- 川上憲人等《精神疾患的有病率等相關大規模流行病學調查研究：世界精神保健日本調查 SECOND 綜合研究報告書》厚生勞動省，2016 年。
- 切池信夫《飲食障礙症——不吃、無法吃、吃了就停不下來》第 2 版，醫學書院，2009 年。
- 牛島定信、杉內俊雄責任編輯《臨床精神醫學講座 S4 飲食障礙症、性障礙》中山書店，2000 年。
- 土屋正雄等〈社交恐懼症的流行病學〉《臨床精神醫學》36 卷 12 號，1495-1502 頁，2007 年。
- 貝谷久宣監修《完全了解社交恐懼症的書》講談社，2006 年。
- 貝谷久宣監修《易懂的最新醫學 非典型憂鬱症——恐慌症、社交恐懼症》80-87 頁，主婦之友社，2009 年。
- 樋口輝彥、久保木富房、不安・抑鬱臨床研究會編《社交恐懼症》日本評論社，2002 年。
- 小山司編著《社交恐懼症的治療策略》先端醫學社，2005 年。
- Gavin Andrews 等（古川壽亮監修）《不安障礙的認知行為療法、社會恐怖》星和書店，2003 年。
- 泉剛等〈社交恐懼症的生物學基盤——以大腦機能畫像為中心〉《臨床精神醫學》36 卷 12 號，1543-1549 頁，2007 年。

- 久保木富房、不安・抑鬱臨床研究會編《強迫症——明明知道卻停不下來的症候群》日本評論社，1999 年。
- 成田善弘《強迫症——病態與治療》醫學書院 2002 年
- 飯倉康郎編《強迫症的行為治療》金剛出版，2005 年。
- 松永壽人〈對於強迫症的現行藥物治療——其實際與預測效果〉《臨床精神藥理》12 卷 9 號，1923-1931 頁，2009 年。
- 廣瀨徹也、樋口輝彥責任編輯《臨床精神醫學講座 4 情感性疾患》中山書店，1998 年。
- 神庭重信編輯《新世紀的精神科治療 2 情感性疾患的診療學——從初診到療程結束》中山書店，2004 年。
- 上島國利等編《情感性疾患》醫學書院，2008 年。
- 傳田健三《兒童憂鬱症——被忽略的重大疾患》金剛出版，2002 年。
- 大坪天平〈憂鬱症流行病學〉《臨床精神醫學》34 卷 7 號，871-880 頁，2005 年。
- 佐藤光源等編《思覺失調症的治療——臨床與基礎》朝倉書店，2007 年。
- 岡崎祐士編輯《新世紀的精神科治療 1 思覺失調症的診療學》中山書店，2002 年。
- 水野雅文責任編輯《寫給專科醫師的精神科臨床之光 5 思覺失調症的早期診斷與早期介入》中山書店，2009 年。
- 松下正明、昼田源四郎責任編輯《臨床精神醫學講座 S1，精神醫療的歷史》中山書店，1999 年。

- 井上新平等〈思覺失調症的臨床流行病學〉《臨床精神醫學》34 卷 7 號，855-861 頁，2005 年。
- 西田淳志等〈思覺失調症的早期支援・治療〉《臨床精神醫學》36 卷 1 號，73-81 頁，2007 年。
- 宮腰哲生等〈思覺失調症的前驅期症狀與潛在風險的精神狀態〉《臨床精神醫學》36 卷 4 號，369-375 頁，2007 年。
- 堀口壽廣等〈思覺失調症未治療期間（DUP）之發現與其後的研究〉《臨床精神醫學》36 卷 4 號，359-368 頁，2007 年。
- 鈴木道雄〈於思覺失調症早期介入的基本概念與診斷・治療之課題〉《臨床精神藥理》12 卷 3 號，383-392 頁，2009 年。
- 上島國利等編輯《EBM 精神疾患的治療 2006—2007》中外醫學社，2006 年。
- 鈴木道雄等〈思覺失調症的早期介入、初期治療與預後〉《Schizophrenia Frontier》10 卷 3 號，186-191 頁，2009 年。
- Judith Peacock（上田勢子譯）《10 代的心理健康・怒氣的控制》大月書店，2004 年。
- 林直樹《割腕——克服自殘行為》講談社，2007 年。
- B. W. Walsh 等（松本俊彥等譯）《自殘行為——實證研究與治療方針》金剛出版，2005 年。
- 高橋祥友《新增補訂 自殺之危險》金剛出版，2006 年。
- 山上敏子《作為方法的行為治療》金剛出版，2007 年。
- 坂野雄二《認知行為療法》日本評論社，1995 年。

- 加藤進昌、樋口輝彥、不安・抑鬱臨床研究會編《PTSD 人受了傷會變得如何？》日本評論社，2001 年。
- 山末英典等〈PTSD 的大腦影像研究〉《精神科》6 卷 3 號，206-210 頁，2005 年。
- 水澤都加佐《10 代的生理健康・藥物》大月書店，2006 年。
- 加澤鐵士〈從性別差異見到的性別認同疾患〉《臨床精神醫學》40 卷 2 號，191-195 頁，2011 年。
- Chang FC, Chiu CH, Lee CM et al. : Predictors of the initiation and persistence of Internet addition among adolescents in Taiwan.

  Addict Behave 39 : 1434-1440, 2014.
- Ko CH, Liu TL, Wang PW et al. : The exacerbation of depression, hostility, and social anxiety in the course of Internet addiction among adolescent: a prospective study. *Compr Psychiatry* 55 : 1377-1384, 2014.
- Ko CH, Liu GC, Hsiao S et al. : Brain activities associated with gaming urge of online gaming addiction. *J Psychiatr Res* 43 : 739-747, 2009.
- Meng Y, Deng W, Wang H et al. : The prefrontal dysfunction in individuals with Internet gaming disorder : A meta-analysis of functional magnetic resonance imaging studies. *Addict Biol* 20 : 799-808, 2015.
- 宮脇大〈遊戲成癮疾患—— Gaming Disorder〉《兒童青年精神醫學與其接近領域》61 卷 1 號，41-54 頁，2020 年。

國家圖書館出版品預行編目 (CIP) 資料

你的心，14 歲就能開始懂：憂鬱、社恐、飲食障礙、強迫症等 11 種難以言說的心事，精神科名醫為你撫平傷痛 / 宮田雄吾著；鄭寬量譯. -- 初版. -- 臺北市：遠流出版事業股份有限公司，2022.09
面； 公分
譯自：14 歳からの精神医学：心の病気ってなんだろう
ISBN 978-957-32-9701-7(平裝)

1.CST：精神醫學 2.CST：心理治療

415.95 111012164

你的心，14 歲就能開始懂

憂鬱、社恐、飲食障礙、強迫症等
11 種難以言說的心事，精神科名醫為你撫平傷痛

作者——宮田雄吾
譯者——鄭寬量
主編——蔡曉玲
美術設計——王瓊瑤
校對——黃薇霓

發行人——王榮文
出版發行——遠流出版事業股份有限公司
地址——臺北市中山北路一段 11 號 13 樓
客服電話——02-2571-0297
傳真——02-2571-0197
郵撥——0189456-1
著作權顧問——蕭雄淋律師

2022 年 9 月 1 日 初版一刷
定價——新臺幣 380 元
（缺頁或破損的書，請寄回更換）

ISBN——978-957-32-9701-7

遠流博識網 http://www.ylib.com Email: ylib@ylib.com

14歳からの精神医学 - 心の病気ってなんだろう（新版）
by 宮田雄吾